AF603948

Robert Denner

Darmfit mit Flohsamenschalen

Heilmittel für eine optimale Verdauung

tredition

Druck und Distribution im Auftrag des Autors
tredition GmbH, Heinz-Beusen-Stieg 5, 22926 Ahrensburg, Deutschland

Inhaltsverzeichnis

Einleitung: Die Bedeutung einer gesunden Verdauung

Die Rolle der Verdauung für die allgemeine Gesundheit

Die Bedeutung einer gesunden Verdauung wird oft unterschätzt, obwohl sie grundlegend für unser allgemeines Wohlbefinden ist. Eine reibungslose Verdauung sorgt nicht nur dafür, dass wir die Nährstoffe aus unserer Nahrung effektiv aufnehmen können, sondern beeinflusst auch unser Immunsystem, unsere Stimmung und allgemeine Energielevels.

Eine der Schlüsselrollen der Verdauung ist die Zerkleinerung und Umwandlung der aufgenommenen Nahrung in Nährstoffe, die anschließend in den Blutkreislauf gelangen. Unsere Nahrung besteht aus komplexen Kohlenhydraten, Proteinen und Fetten, die in ihre Grundbausteine, wie Zucker, Aminosäuren und Fettsäuren, zerlegt werden müssen.

Ohne diesen Prozess könnte unser Körper die lebensnotwendigen Stoffe nicht absorbieren und verarbeiten.

Ein weiterer oft übersehener Aspekt der Verdauung ist die Darmgesundheit. Unser Darm ist nicht nur das Zentrum unserer Nahrungsverarbeitung, sondern beherbergt auch mehrere Billionen Mikroorganismen, die als Darmflora bekannt sind. Diese Mikroben spielen eine wichtige Rolle bei der Aufrechterhaltung eines funktionierenden Immunsystems. Laut einer Studie, die im *Journal of Gastroenterology* veröffentlicht wurde, können Ungleichgewichte in der Darmflora zu Problemen wie Verdauungsbeschwerden, Entzündungen und sogar psychischen Erkrankungen führen (Smith et al., 2019).

Die Vielfalt und das Gleichgewicht der Bakterien im Darm sind entscheidend für eine gesunde Verdauung. Eine gesunde Darmflora unterstützt die Synthese von Vitaminen wie Vitamin K und einigen B-Vitaminen, welche für verschiedene Körperfunktionen notwendig sind. Sie ist ebenfalls an der Produktion von kurzkettigen Fettsäuren beteiligt, die als Energielieferanten für die Zellen im Dickdarm dienen und somit zur Darmgesundheit beitragen (Stoll, B. et al., 2018, *Frontiers in Nutrition*).

Darüber hinaus spielt der Darm eine wesentliche Rolle im Immunsystem. Etwa 70% der Immunzellen befinden sich im Darm, wo sie kontinuierlich mit den aufgenommenen Nahrungsmittelpartikeln und Mikroben interagieren. Diese Immunzellen sind entscheidend für die Abwehr von Krankheitserregern und die Aufrechterhaltung eines gesunden organismischen Milieus. Ein schwach funktionierender Darm kann daher die Immunabwehr erheblich schwächen und zu erhöhter Krankheitsanfälligkeit führen (McFadden, J.P. et al., 2020, *Nature Reviews Immunology*).

Darüber hinaus hat die Verdauung einen direkten Einfluss auf das Nervensystem. Der Darm und das Gehirn sind durch das sogenannte Darm-Hirn-Achsen-System miteinander verbunden. Der Vagusnerv, einer der Hauptnerven im Parasympathikus, spielt hierbei eine Schlüsselrolle. Signale vom Darm können das zentrale Nervensystem beeinflussen, was erklärt, warum Verdauungsprobleme oft mit Stress, Angst oder depressiven Verstimmungen einhergehen. Ein ausgewogener Darm kann also nicht nur Körper und Geist in Einklang bringen, sondern auch unser emotionales Wohlbefinden fördern (Mayer, E.A. et al., 2014, *Gastroenterology*).

In der Praxis zeigt sich, dass eine gut funktionierende Verdauung nur durch eine Kombination aus gesunder Ernährung, ausreichender Flüssigkeitszufuhr, regelmäßiger körperlicher Betätigung und dem gezielten Einsatz natürlicher Hilfsmittel erreicht werden kann. Flohsamenschalen sind hier ein bemerkenswertes Beispiel, das dank ihrer wasserbindenden und quellenden Eigenschaften dazu beiträgt, das Darmvolumen zu erhöhen und die Peristaltik zu verbessern. Doch bevor wir tiefer in die Welt der Flohsamenschalen eintauchen, lohnt es sich, zunächst die umfassende Bedeutung der Verdauung für unsere Gesundheit zu verstehen.

Es ist essenziell, den Zusammenhang zwischen einer gesunden Verdauung und der allgemeinen Gesundheit zu erkennen, um Probleme frühzeitig zu erkennen und durch natürlichen Methoden wie Flohsamenschalen entgegenzuwirken. Eine effektive Verdauung hat daher weitreichende Auswirkungen auf unser gesamtes Wohlbefinden und stellt die Basis für ein gesundes, vitales Leben dar.

Zusammenspiel von Darmflora und Verdauung

Eine tiefgehende Betrachtung des menschlichen Verdauungsprozesses eröffnet faszinierende Einblicke in das Zusammenspiel zwischen Darmflora und Verdauung. Das Mikrobiom, eine Gemeinschaft von Billionen von Mikroorganismen, spielt dabei eine zentrale Rolle. Diese Mikroorganismen - hauptsächlich Bakterien, aber auch Viren, Pilze und Protozoen - leben größtenteils im Darm und haben einen erheblichen Einfluss auf die Verdauung sowie die allgemeine Gesundheit.

Die Darmflora, auch Mikrobiota genannt, wirkt in symbiotischer Beziehung mit dem menschlichen Körper. Die Funktion dieser Mikroorganismen ist äußerst vielfältig. Sie helfen bei der Verdauung von Nahrungsmitteln, die der menschliche Körper allein nicht abbauen kann, sie produzieren essentielle Vitamine wie Vitamin K und B-Vitamine, und sie schützen das Darmsystem vor pathogenen Keimen.

Ein zentraler Aspekt der Verdauung durch Mikroorganismen ist die Fermentation. Dieser Prozess findet in den unteren Teilen des Verdauungstrakts statt, insbesondere im

Dickdarm. Unverdauliche Kohlenhydrate, wie Ballaststoffe, erreichen den Dickdarm und werden dort von den Bakterien fermentiert. Dabei entstehen kurzkettige Fettsäuren (SCFAs) wie Butyrat, Propionat und Acetat, die eine wichtige Energiequelle für die Darmschleimhaut darstellen und entzündungshemmende Eigenschaften besitzen.

Besonders bemerkenswert ist die Wirkung von Butyrat, das nicht nur entzündungshemmend wirkt, sondern auch das Wachstum gesunder Darmzellen fördert und die Integrität der Darmbarriere unterstützt. Dieser Effekt ist wesentlich für die Prävention von sogenannten "Leaky Gut", einem Zustand, bei dem die Darmbarriere durchlässig wird und toxische Substanzen in den Blutkreislauf gelangen können. Studien haben gezeigt, dass eine gesunde Butyrat-Produktion mit einem geringeren Risiko für chronisch-entzündliche Darmerkrankungen und sogar Darmkrebs verbunden ist.

Die Balance der Darmflora ist entscheidend für ihre Funktion. Ein Ungleichgewicht der Darmflora, auch Dysbiose genannt, kann zu unterschiedlichen Gesundheitsproblemen führen, darunter Verdauungsstörungen wie Blähungen, Durchfall oder Verstopfung, aber auch zu systemischen Erkrankungen wie Allergien, Übergewicht und sogar psychischen Störungen. Wissenschaftliche Erkenntnisse deuten darauf hin, dass die Zusammensetzung der Mikroflora

Einfluss auf das Auftreten von Reizdarmsyndrom (IBS) und entzündlichen Darmerkrankungen (IBD) hat.

Die Ernährung spielt eine wesentliche Rolle bei der Pflege einer gesunden Darmflora. Ballaststoffe, insbesondere lösliche Ballaststoffe wie die in Flohsamenschalen enthaltenen, fördern das Wachstum nützlicher Bakterien und die Produktion von SCFAs. Präbiotische Lebensmittel, wie Zwiebeln, Knoblauch, Bananen und Hafer, liefern unverdauliche Kohlenhydrate, die das Wachstum positiver Mikroorganismen unterstützen. Probiotische Lebensmittel, wie Joghurt, Kefir, Sauerkraut und andere fermentierte Produkte, bieten lebende Bakterien, die helfen können, die Darmflora zu stabilisieren und zu bereichern.

Ein interessanter Fakt ist, dass die genetische Ausstattung der Darmmikrobiota das 150-fache des menschlichen Genoms beträgt. Daher wird das Mikrobiom manchmal als "zweites Genom" des Menschen bezeichnet. Die enge Interaktion zwischen den genetischen Expressionen des Wirtes und seiner Mikroflora legt den Grundstein für eine optimal funktionierende Verdauung.

Zusammenfassend lässt sich sagen, dass die Gesundheit der Darmflora und eine funktionierende Verdauung untrennbar miteinander verbunden sind. Ein ausgeglichenes Mikrobiom wirkt sich nicht nur positiv auf die Verdauung und die Aufnahme von Nährstoffen aus, sondern auch auf das allgemeine Wohlbefinden und die immunsystemische Gesundheit. Durch eine bewusste Ernährung, reich an präbiotischen und probiotischen Lebensmitteln, und mit der Unterstützung natürlicher Heilmittel wie Flohsamenschalen kann jeder aktiv zur Pflege seiner Darmflora beitragen und so die Grundlage für eine optimale Verdauung schaffen.

Häufige Verdauungsprobleme und ihre Ursachen

Verdauungsprobleme sind weit verbreitet und können in unterschiedlicher Intensität auftreten. Obwohl sie oft als unangenehm, aber harmlos abgetan werden, können sie erheblichen Einfluss auf die Lebensqualität haben. Im Folgenden werden die häufigsten Verdauungsprobleme sowie ihre grundlegenden Ursachen detailliert erläutert, um ein besseres Verständnis dafür zu vermitteln, wie wichtig eine gesunde Verdauung ist.

1. Verstopfung: Verstopfung ist ein Zustand, bei dem der Stuhlgang weniger häufig als gewöhnlich auftritt und oft mit Schwierigkeiten verbunden ist. Die häufigsten Ursachen sind eine ballaststoffarme Ernährung, unzureichende Wasseraufnahme, Bewegungsmangel und stressbedingte Faktoren. Medikamente und bestimmte Gesundheitszustände wie Reizdarmsyndrom (IBS) oder Schilddrüsenerkrankungen können ebenfalls eine Rolle spielen.

2. Durchfall: Durchfall ist gekennzeichnet durch häufigen, flüssigen Stuhlgang. Dies kann durch bakterielle oder virale Infektionen, Nahrungsmittelunverträglichkeiten, chronische Erkrankungen wie Morbus Crohn oder Colitis ulcerosa sowie durch die Einnahme von Antibiotika verursacht werden. Eine ungesunde Ernährung und Stress können ebenfalls zu Durchfällen führen.

3. Blähungen und Gasbildung: Blähungen entstehen durch die Ansammlung von Gasen im Verdauungstrakt. Häufige Ursachen sind das Schlucken von Luft, bestimmte Lebensmittel wie Hülsenfrüchte, Kohl oder kohlensäurehaltige Getränke, sowie bestimmte Verdauungsstörungen wie Laktoseintoleranz. Eine gesunde Darmflora ist ausschlaggebend, da Dysbiosen - ein Ungleichgewicht der Darmbakterien - ebenfalls zu Blähungen führen können.

4. Sodbrennen und Reflux: Sodbrennen entsteht, wenn Magensäure in die Speiseröhre zurückfließt und ein brennendes Gefühl im Brustbereich verursacht. Dies kann durch fettreiche oder stark gewürzte Speisen, Übergewicht, Rauchen, Alkohol, und sogar Stress begünstigt werden. Eine schwache Speiseröhrenmuskulatur kann den Rückfluss von Magensäure zusätzlich fördern.

5. Magenschmerzen und -krämpfe: Diese Symptome können viele Ursachen haben, darunter Lebensmittelvergiftungen, Stress, und Magen-Darm-Erkrankungen wie Gastritis oder Magengeschwüre. Die Einnahme bestimmter Medikamente, insbesondere nicht-steroidaler Antirheumatika (NSAR), kann ebenfalls die Magenschleimhaut reizen.

6. Reizdarmsyndrom (IBS): Das Reizdarmsyndrom ist eine chronische Erkrankung, die durch Bauchschmerzen, Blähungen, Durchfall und Verstopfung gekennzeichnet ist. Die genaue Ursache ist unbekannt, jedoch spielen Ernährung, Stress und möglicherweise genetische Faktoren eine Rolle. Es wird auch vermutet, dass eine gestörte Kommunikation zwischen Darm und Gehirn zu IBS beitragen kann.

Die Ursachen dieser Probleme sind oft multifaktoriell und können auf einer Kombination aus Ernährungsgewohnheiten, Lifestyle-Entscheidungen, Medikamenteneinnahmen und psychischem Wohlbefinden beruhen. Es ist daher wesentlich, diese Faktoren zu identifizieren und zu adressieren, um eine wirksame Behandlung einzuleiten.

Laut der Ernährungsgesellschaft „Deutsche Gesellschaft für Ernährung" (DGE) sollten für eine optimale Verdauung ballaststoffreiche Lebensmittel, ausreichend Flüssigkeit und regelmäßige körperliche Aktivität in den Alltag integriert werden. Darüber hinaus ist es ratsam, Stressbewältigungsstrategien zu entwickeln und auf eine ausgewogene, vielfältige Ernährung zu achten.

Um die wachsende Zahl von Verdauungsstörungen in den Griff zu bekommen, ist es wesentlich, ein fundiertes Verständnis ihrer Ursachen und potenzieller natürlicher Heilmittel zu entwickeln. Dies ist der erste Schritt zu einer optimalen Darmgesundheit und damit einem gesteigerten allgemeinen Wohlbefinden.

Natürliche Hilfsmittel: Tradition und moderne Erkenntnisse

Die Anwendung natürlicher Hilfsmittel zur Unterstützung der Verdauung hat eine lange Tradition und wurde in vielen Kulturen über Jahrhunderte hinweg gepflegt. Diese Mittel basieren auf einem tiefen Verständnis der heilenden Wirkung von Pflanzen und weiteren natürlichen Substanzen. In den letzten Jahren haben moderne wissenschaftliche Erkenntnisse diese traditionellen Anwendungen bestätigt und erweitert. Dieses Zusammenspiel von Tradition und Wissenschaft eröffnet faszinierende Möglichkeiten zur Förderung einer gesunden Verdauung.

Die traditionelle Nutzung von Pflanzen und natürlichen Substanzen zur Unterstützung der Verdauung ist vielfältig und reich an bewährten Methoden. Historisch gesehen waren Flohsamenschalen bereits in der Antike bekannt. In der ayurvedischen und chinesischen Medizin galt der Flohsamen als Mittel zur Reinigung des Darms und zur Förderung einer gesunden Verdauung. Diese Kulturen erkannten frühzeitig die vielfältigen Vorteile, die von einer ballaststoffreichen Ernährung ausgehen. In Europa wurden Flohsamenschalen im Mittelalter von den Ärzten der Klöster zur

Behandlung verschiedenster Verdauungsprobleme verwendet.

Moderne wissenschaftliche Studien haben diese traditionellen Kenntnisse überprüft und bestätigt. Studien haben gezeigt, dass die in Flohsamenschalen enthaltenen wasserlöslichen Ballaststoffe ein erhebliches Quellvermögen besitzen, wodurch sie das Stuhlvolumen erhöhen und den Transport durch den Darm erleichtern können. Laut einer Untersuchung von Fernandez-Banares et al. (1993) verbessern Flohsamenschalen die Stuhlkonsistenz und beugen Verstopfung vor. Sie wirken nicht nur mechanisch, sondern beeinflussen auch positiv die Zusammensetzung der Darmflora. Dieses komplexe Zusammenspiel erhöht die Produktion von kurzkettigen Fettsäuren, welche die Darmschleimhaut nähren und Entzündungen hemmen können.

Flohsamenschalen sind jedoch nur ein Beispiel für natürliche Hilfsmittel. Weitere traditionelle Heilpflanzen wie Kamille, Pfefferminze und Ingwer haben ebenfalls eine lange Geschichte in der Unterstützung der Verdauung. Kamille ist bekannt für ihre beruhigenden und entzündungshemmenden Eigenschaften. Eine Studie von McKay und Blumberg (2006) hat gezeigt, dass Kamille die Symptome der Dyspepsie lindern kann, indem sie die Produktion von

Magensäure reguliert und krampflösend wirkt. Pfefferminze, besonders in Form von Öl, hat sich als effektiv bei Reizdarmsyndrom und Verdauungskrampf erwiesen. Dies wird durch die Ergebnisse einer Meta-Analyse von Khanna et al. (2014) unterstützt, welche die krampflösende Wirkung von Pfefferminzöl bestätigte.

Ingwer hat ebenfalls eine bedeutende Rolle in der traditionellen Medizin vieler Kulturen gespielt. Studien zeigen, dass Ingwer die Magenentleerung beschleunigen und Übelkeit reduzieren kann. Lete und Allue (2016) belegen in ihrer Übersichtsarbeit, dass Ingwer besonders effektiv gegen Übelkeit und Erbrechen wirkt, was ihn zu einem wertvollen Hilfsmittel bei Magen-Darm-Beschwerden macht.

Diese traditionellen Heilmethoden werden durch moderne Erkenntnisse über Probiotika und Präbiotika weiter ergänzt. Präbiotika sind unverdauliche Nahrungsbestandteile, die das Wachstum und die Aktivität bestimmter nützlicher Bakterien im Darm fördern. Flohsamenschalen sind selbst ein effektives Präbiotikum, da sie wichtige Nährstoffe für diese Mikroorganismen liefern. Probiotika hingegen sind lebende Mikroorganismen, die, in ausreichender Menge eingenommen, positiv auf die Gesundheit wirken. Djuretic et al. (2017) haben gezeigt, dass eine regelmäßige Einnahme von Probiotika das Gleichgewicht der Darmflora stabilisieren und somit die Darmgesundheit verbessern kann.

Diese Verschmelzung von traditionellem Wissen und modernen wissenschaftlichen Erkenntnissen unterstreicht die Bedeutung natürlicher Hilfsmittel in der heutigen Gesundheitsvorsorge. Sie bieten nicht nur eine schonende und natürlichere Alternative zu synthetischen Medikamenten, sondern tragen auch zur ganzheitlichen Förderung der Verdauung und des allgemeinen Wohlbefindens bei. Indem wir sowohl die Weisheit der Vergangenheit als auch die Fortschritte der modernen Forschung nutzen, können wir umfassende und effektive Strategien zur Unterstützung der Darmgesundheit entwickeln.

Letzten Endes zeigt sich, dass die Kombination aus bewährten traditionellen Heilmitteln und modernen wissenschaftlichen Erkenntnissen nicht nur theoretisch fundiert ist, sondern auch praktische Vorteile mit sich bringt. Natürliche Hilfsmittel wie Flohsamenschalen, Kamille, Pfefferminze, Ingwer sowie prä- und probiotische Helfer demonstrieren eindrucksvoll, dass der Schlüssel zu einer gesunden Verdauung oft im harmonischen Zusammenspiel von Natur und Wissenschaft liegt.

Diese Erkenntnisse sollen dazu ermutigen, verstärkt zur Prävention und Behandlung von Verdauungsproblemen auf natürliche Methoden zurückzugreifen. Dabei wird die enge Verbindung und das ergänzende Potential zwischen Tradition und moderner Wissenschaft zu einem beständigen Begleiter auf dem Weg zu einer besseren Darmgesundheit und einem gesteigerten Wohlbefinden.

Was sind Flohsamenschalen? Ursprünge und Eigenschaften

Historische Nutzung von Flohsamenschalen in verschiedenen Kulturen

Die Verbindung zwischen der menschlichen Gesundheit und natürlichen Heilmitteln ist seit Jahrtausenden ein zentrales Thema in zahlreichen Kulturen rund um den Globus. Flohsamenschalen, auch bekannt als Psyllium, haben eine besonders bemerkenswerte Geschichte und wurden schon früh für ihre gesundheitsfördernden Eigenschaften geschätzt. Das Wort „Psyllium" leitet sich vom griechischen Wort für Floh ab, was auf das Erscheinungsbild der Samen hinweist, die in der Pflanze Plantago ovata und einigen verwandten Arten vorkommen.

Historische Belege für die Nutzung von Flohsamenschalen lassen sich bis in die Antike zurückverfolgen. Bereits im alten Ägypten erfreute sich die Pflanze großer Beliebtheit.

Ägyptische Priester und Ärzteschulen setzten Flohsamen zur Behandlung verschiedener Beschwerden ein, insbesondere zur Linderung von Verdauungsproblemen. Dies wird durch papyrische Aufzeichnungen bestätigt, die detaillierte Hinweise auf die medizinische Praxis der alten Ägypter dokumentieren (Smith, 1983).

Weiter östlich, im antiken Indien, wurden Flohsamenschalen in der ayurvedischen Medizin verwendet, einer der ältesten und umfassendsten Heilsysteme der Welt. Ayurvedische Ärzte, Rishis genannt, setzten Psyllium zur Entgiftung und Reinigung des Körpers ein, insbesondere zur Unterstützung der Darmgesundheit. In der traditionellen ayurvedischen Medizin ist die Verdauung von zentraler Bedeutung, und Flohsamenschalen wurden als ausgeglichenes Mittel zur Förderung der verdauungsfördernden Energie Agni eingesetzt. Sie halfen dabei, überschüssiges Ama (toxische Rückstände) aus dem Verdauungssystem zu entfernen (Lad, 2002).

Im Mittelalter fanden Flohsamenschalen ihren Weg in die medizinischen Texte des arabischen und persischen Raumes. Berühmte Gelehrte wie Avicenna beschrieben den Einsatz von Flohsamen zur Regulierung des Darms und zur Unterstützung des allgemeinen Wohlbefindens. In seinem berühmten Werk "Der Kanon der Medizin" führt Avicenna die entgiftenden und entzündungshemmenden Eigenschaften von Psyllium auf (von Reuschenberg, 1999).

Auch die traditionelle chinesische Medizin erkannte früh die Vorzüge von Flohsamenschalen. Hier wurden sie im Rahmen der Phytotherapie genutzt, um die Verdauung zu fördern und den Darm zu regulieren. Die sanfte Wirksamkeit und die Fähigkeit, die Darmtätigkeit auf natürliche Weise zu unterstützen, machten sie zu einem festen Bestandteil der traditionellen chinesischen Heilpraktiken (Li, 2005).

Im europäischen Raum erlebten Flohsamenschalen im 19. und 20. Jahrhundert eine Renaissance, als die moderne Naturheilkunde ins Rampenlicht rückte. Pioniere der westlichen Naturheilkunde wie Sebastian Kneipp empfahlen Psyllium wegen seiner umfassenden gesundheitlichen Vorteile, insbesondere zur Förderung der Darmbewegungen und zur Linderung von Verstopfung. Mit der zunehmenden Industrialisierung und der damit verbundenen Veränderung der Ernährungsgewohnheiten erkannten Mediziner die Bedeutung von Ballaststoffen und setzten Flohsamenschalen bei der Behandlung diverser Magen-Darm-Beschwerden ein (Kneipp, 1886).

Zusammengefasst zeigt der historische Überblick, dass Flohsamenschalen in vielen Kulturen und über Jahrtausende hinweg als effektives Mittel zur Förderung der Verdauung und zur Unterstützung der allgemeinen Gesundheit genutzt wurden. So legt die vielfältige Anwendung in verschiedenen medizinischen Systemen den Grundstein für die heutige Wertschätzung von Flohsamenschalen als effektives und natürliches Heilmittel. Durch das Verständnis der historischen Nutzung können wir das Potenzial von Flohsamenschalen besser erkennen und ihre Anwendung in der modernen Gesundheitsvorsorge gezielt und effizient gestalten.

Biologische Eigenschaften und Nährstoffprofil von Flohsamenschalen

Flohsamenschalen, bekannt unter ihrem botanischen Namen Plantago ovata, sind die faserigen Hüllen der Flohsamen - einer Pflanze, die hauptsächlich in Indien, Iran und anderen Ländern des Nahen Ostens beheimatet ist. Diese kleinen, unscheinbaren Samen haben es in sich: Sie verfügen über ein außergewöhnliches Nährstoffprofil und erstaunliche biologische Eigenschaften, die sie zu einem unschätzbaren Hilfsmittel für die Darmgesundheit machen.

Zunächst einmal bestehen Flohsamenschalen zu etwa 85 Prozent aus Ballaststoffen, von denen der Großteil wasserlöslich ist. Dies bedeutet, dass sie sich im Verdauungstrakt auflösen und eine gelartige Substanz bilden können. Diese Gelbildung ist ein entscheidender Mechanismus, der zur Regulierung der Verdauung beiträgt. Wasserlösliche Ballaststoffe, wie die in Flohsamenschalen, sind bekannt dafür, den Blutzuckerspiegel stabil zu halten und das Sättigungsgefühl zu erhöhen (Slavin, J. L., 2008, _"Dietary Fiber and Satiety"_, Nutrition Bulletin).

Ein weiterer bemerkenswerter Aspekt von Flohsamenschalen ist ihr hoher Gehalt an Schleimstoffen. Diese Schleimstoffe tragen dazu bei, den Stuhlgang zu regulieren und Verstopfung zu verhindern, indem sie Wasser in den Darm ziehen und den Stuhl weicher machen. Dadurch wird der Darminhalt volumöser und kann leichter ausgeschieden werden. Die Eigenschaften der Schleimstoffe in Flohsamenschalen sind entscheidend für ihre stark abführende Wirkung, die sowohl bei akut auftretenden als auch bei chronischen Verdauungsstörungen hilfreich sein kann.

Zusätzlich zu den Ballast- und Schleimstoffen enthalten Flohsamenschalen auch geringe Mengen an Proteinen, Lipiden und Mineralien. Diese Komponenten tragen zusätzlich zur Nährstoffdichte und den gesundheitsfördernden Eigenschaften bei. Besonders bemerkenswert ist der Gehalt an Kalium, Magnesium und Kalzium, die essenzielle Mineralstoffe für zahlreiche physiologische Funktionen im Körper sind.

Studien haben gezeigt, dass Flohsamenschalen einen positiven Einfluss auf das mikrobielle Milieu im Darm haben. Die wasserlöslichen Ballaststoffe dienen als präbiotische Substrate, die das Wachstum nützlicher Darmbakterien wie Bifidobakterien und Laktobazillen fördern können (Roberfroid, M., 2007, _"Prebiotics: The Concept Revisited"_, The Journal of Nutrition). Diese gesundheitsfördernden Bakterien spielen eine Schlüsselrolle bei der Erhaltung eines gesunden Verdauungssystems, der Abwehr von pathogenen Mikroorganismen und der Unterstützung des Immunsystems.

Eine weitere faszinierende Eigenschaft von Flohsamenschalen ist ihre Fähigkeit, den Cholesterinspiegel zu senken. Untersuchungen zeigen, dass die regelmäßige Einnahme von Flohsamenschalen die Aufnahme von LDL-Cholesterin (dem "schlechten" Cholesterin) reduziert, indem sie die Gallensäuren im Darm binden und deren Ausscheidung fördern. Dies wiederum zwingt den Körper, zur Herstellung neuer Gallensäuren mehr LDL-Cholesterin aus dem Blutkreislauf zu entnehmen, was die LDL-Cholesterinwerte im Blut senkt (Anderson, J. W., Allgood, L. D., et al., 2000, _"Cholesterol-Lowering Effects of Psyllium Intake Adjunctive to Diet Therapy in Men and Women with Hypercholesterolemia"_, American Journal of Clinical Nutrition).

Zusammengefasst sind Flohsamenschalen ein unglaublich nährstoffreiches und vielseitiges Naturprodukt mit zahlreichen gesundheitlichen Vorteilen. Ihre besondere Zusammensetzung aus wasserlöslichen Ballaststoffen, Schleimstoffen, Proteinen, Lipiden und essenziellen Mineralstoffen machen sie zu einem unverzichtbaren Hilfsmittel für alle, die ihre Verdauung auf natürliche Weise unterstützen möchten. Ihre präbiotischen Eigenschaften fördern ein gesundes Darmmikrobiom, während ihre Fähigkeit, den Cholesterinspiegel zu senken und die Blutzuckerkontrolle zu verbessern, zusätzliche gesundheitliche Vorteile bietet. Daher lohnt es sich, Flohsamenschalen regelmäßig in die Ernährung zu integrieren, um von ihren vielfältigen positiven Effekten zu profitieren.

Anbau und Ernte: Von der Pflanze zum Nahrungsergänzungsmittel

Der Anbau und die Ernte von Flohsamenschalen sind essenzielle Schritte, die den Weg von der Pflanze zum wertvollen Nahrungsergänzungsmittel ebnen. Flohsamenschalen, auch bekannt als Psyllium, stammen von der Pflanze Plantago ovata, die vorwiegend in Indien, aber auch in Teilen des Mittelmeerraumes und Nordafrikas beheimatet ist. Diese Pflanze gedeiht besonders gut in trockenen, meist sandigen Böden und bevorzugt ein warmes Klima. Der Anbau und die Ernte dieser Pflanze sind sowohl von traditionellen als auch von modernen landwirtschaftlichen Techniken geprägt.

Plantago ovata ist eine einjährige Pflanze, die eine Höhe von bis zu 30-40 cm erreicht. Sie weist schmale Blätter und zahlreiche kleine Blüten auf, aus denen die winzigen, gelblichbraunen Samen gewonnen werden. Die Pflanze ist bemerkenswert widerstandsfähig gegen Trockenheit und gedeiht besonders gut in Regionen, die andere Kulturpflanzen nicht tolerieren würden. Dies macht sie zu einer umweltfreundlichen Wahl im ökologischen Landbau.

Die Anbauphase beginnt mit der Aussaat der Samen, die in gut vorbereiteten Bodenreihen gleichmäßig ausgelegt werden. Durch ihre Toleranz gegenüber trockenen Bedingungen und Schädlingen benötigt Plantago ovata nur minimale Pflege im Vergleich zu anderen Kulturpflanzen. In der Regel erfolgt die Aussaat während der Wintermonate, sodass die Pflanzen im Frühjahr zur Ernte bereitstehen.

Nach etwa fünf bis sechs Monaten sind die Pflanzen in vollem Wachstum und erreichen die Phase der Samenbildung. Die Ernte erfolgt, wenn die Samen vollständig ausgereift und trocken sind. In traditionellen Anbaugebieten wird die Ernte oft noch per Hand durchgeführt. Dabei werden die Pflanzen abgeschnitten und einige Tage zum Trocknen auf den Feldern gelassen. Dieser Prozess fördert die weitere Reifung und das Trocknen der Samen. Moderne Techniken nutzen in dieser Phase maschinelle Ernteverfahren, die eine Effizienzsteigerung und eine Schonung der Pflanzen gewährleisten.

Nach der Ernte werden die Pflanzen zur Reinigung und Weiterverarbeitung transportiert. Die Samen werden dabei mechanisch von den Pflanzen getrennt. Dieser Vorgang, das sogenannte Dreschen, kann sowohl manuell als auch maschinell erfolgen. Anschließend durchlaufen die Samen mehrere Reinigungsprozesse, bei denen Schmutz, Staub und andere Verunreinigungen entfernt werden. Hiernach gelangen die Psyllium-Samen in eine Trocknungsanlage, um die Restfeuchtigkeit zu entziehen, was ihre Haltbarkeit und Lagerung verbessert.

Der nächste Schritt ist die Verarbeitung der trockenen Samen zu Flohsamenschalen. Dabei werden die äußerlich gelegenen Schalenteile, die besonders reich an löslichen Ballaststoffen sind, von den inneren Kernen getrennt. Dieser Schritt erfordert präzise mechanische Trennverfahren, um eine hohe Reinheit und Qualität der Flohsamenschalen zu gewährleisten. Der hohe Gehalt an löslichen Ballaststoffen sowie die Fähigkeit dieser, Wasser zu binden, machen Flohsamenschalen zu einem bevorzugten Nahrungsergänzungsmittel zur Unterstützung der Verdauungsgesundheit. Studien zeigen, dass die regelmäßige Einnahme von Flohsamenschalen die Darmtätigkeit fördern und das Risiko von Verdauungsbeschwerden verringern kann (Anderson et al., 2009).

Abschließend werden die Flohsamenschalen in verschiedenen Formen wie Pulver, Kapseln oder gemahlenen Schalen auf den Markt gebracht. Jeder dieser Verarbeitungsschritte muss strengen Qualitätskontrollen unterzogen werden, um sicherzustellen, dass das Endprodukt frei von

Verunreinigungen und von höchster Reinheit ist. Viele Hersteller setzen darüber hinaus auf biologische Anbauverfahren und verzichten auf den Einsatz von Pestiziden und chemischen Düngemitteln, um den umweltfreundlichen Anbau weiter zu fördern und den Verbrauchern ein reines Naturprodukt zu bieten.

Die globale Nachfrage nach Flohsamenschalen hat in den letzten Jahrzehnten erheblich zugenommen. Dies ist nicht nur auf die wissenschaftlich belegten gesundheitlichen Vorteile, sondern auch auf die steigende Beliebtheit natürlicher Heilmittel zurückzuführen. Eine nachhaltige und verantwortungsvolle Landwirtschaft spielt eine bedeutende Rolle bei der Deckung dieser Nachfrage und trägt gleichzeitig zum Erhalt der Umwelt bei.

Zusammengefasst ist der Weg von der Plantago ovata-Pflanze zum fertigen Nahrungsergänzungsmittel ein faszinierender Prozess, der sorgfältige Anbau-, Ernte- und Verarbeitungsverfahren umfasst. Durch die Beibehaltung traditioneller Anbaumethoden und die Integration moderner Techniken wird sichergestellt, dass Flohsamenschalen weiterhin eine qualitativ hochwertige und effektive Unterstützung für die Verdauungsgesundheit bieten.

Quellen:

Anderson, J. W., Baird, P., Davis, R. H., & Ferreri, S. (2009). Health benefits of dietary fiber. Nutrition Reviews, 67(4), 188-205.

Vergleich von Flohsamenschalen mit anderen Ballaststoffen

Flohsamenschalen sind eine besonders wirksame Quelle für Ballaststoffe und haben in den letzten Jahren zunehmend an Bekanntheit gewonnen. Doch in einem Ballaststoffmarkt, der mit verschiedensten Optionen überflutet ist, stellt sich die Frage: Wie unterscheiden sich Flohsamenschalen von anderen Ballaststoffquellen? In diesem Unterkapitel soll ein detaillierter Vergleich aufzeigen, welche Charakteristika und gesundheitlichen Vorteile Flohsamenschalen im Vergleich zu anderen gängigen Ballaststoffen wie Leinsamen, Haferkleie, Chiasamen und Weizenkleie bieten.

Die Löslichkeit von Ballaststoffen

Ballaststoffe werden im Allgemeinen in zwei Kategorien eingeteilt: lösliche und unlösliche Ballaststoffe. Diese

Unterscheidung ist entscheidend, da jede Art unterschiedliche gesundheitliche Vorteile bietet. Flohsamenschalen sind eine hervorragende Quelle für lösliche Ballaststoffe. Lösliche Ballaststoffe lösen sich in Wasser auf und bilden ein gelartiges Material, das die Verdauung verlangsamt und zur Regulierung des Blutzuckerspiegels beiträgt (*Anderson et al., 2009*).

Im Vergleich dazu enthalten Leinsamen sowohl lösliche als auch unlösliche Ballaststoffe, was sie zu einer vielseitigeren Alternative macht. Haferkleie enthält ebenfalls eine Mischung aus beiden Ballaststofftypen, ist jedoch besonders reich an Beta-Glucan, einer Art löslicher Ballaststoffe, die den Cholesterinspiegel senken können (*Whitehead et al., 2014*). Chiasamen ähneln in ihrer Zusammensetzung den Flohsamenschalen, während Weizenkleie hauptsächlich unlösliche Ballaststoffe enthält, die als Rauhfaser wirken und den Stuhlgang fördern.

Quellvermögen und Wasserbindungskapazität

Eines der herausragenden Merkmale von Flohsamenschalen ist ihr außergewöhnliches Quellvermögen. Beim Kontakt mit Wasser vergrößern sie ihr Volumen um das Vielfache, was ihnen eine hohe Wasserbindungskapazität verleiht. Diese Eigenschaft trägt zur Förderung eines weichen

Stuhls und zur Linderung von Verstopfung bei (*Slavin, 1987*).

Leinsamen und Chiasamen haben ebenfalls ein beachtliches Quellvermögen, sind aber in dieser Hinsicht den Flohsamenschalen unterlegen. Haferkleie hat eine moderate Wasserbindungskapazität und ist bekannt für ihre Fähigkeit, das Stuhlvolumen zu erhöhen und den Transit durch den Darm zu beschleunigen (*Brennan, 2005*). Weizenkleie, obwohl weniger wasserbindend, vergrößert das Stuhlvolumen und fördert die Regelmäßigkeit.

Einfluss auf die Darmgesundheit

Lösliche Ballaststoffe wie die in Flohsamenschalen fördern das Wachstum nützlicher Darmbakterien und wirken präbiotisch, was zur allgemeinen Darmgesundheit beiträgt (*Gibson & Roberfroid, 1995*). Die gelartige Substanz, die sie bilden, erleichtert die Passage des Stuhls und kann Symptome des Reizdarmsyndroms (IBS) lindern.

Leinsamen und Chiasamen haben aufgrund ihres hohen Gehalts an Omega-3-Fettsäuren und Lignanen zusätzlich entzündungshemmende Eigenschaften und bieten antioxidativen Schutz (*Parikh et al., 2019*). Haferkleie, durch den Gehalt an Beta-Glucan, unterstützt ebenfalls die Darmgesundheit und hat zudem cholesterinsenkende Eigenschaften. Weizenkleie hingegen ist besonders effektiv bei der Vorbeugung von Divertikulose und wird häufig zur

Behandlung von Verstopfung verwendet, hat allerdings keine präbiotischen Vorteile.

Weitere gesundheitliche Vorteile

Zusätzlich zu ihren positiven Auswirkungen auf die Verdauung bieten Flohsamenschalen eine Reihe von weiteren gesundheitlichen Vorteilen. Durch die Verlangsamung der Verdauung tragen sie zur Stabilisierung des Blutzuckerspiegels bei und können somit für Menschen mit Diabetes von Nutzen sein (*Pastors et al., 1991*).

Leinsamen sind reich an Alpha-Linolensäure (ALA), einer Omega-3-Fettsäure, die entzündungshemmend wirkt und Herz-Kreislauf-Erkrankungen vorbeugen kann (*Pan et al., 2012*). Haferkleie ist nicht nur gut für die Verdauung, sondern senkt auch nachweislich den Cholesterinspiegel und fördert ein gesundes Herz (*Queenan et al., 2007*). Chiasamen bieten ebenfalls Omega-3-Fettsäuren und eine hohe Nährstoffdichte, die zur allgemeinen Gesundheit beitragen. Weizenkleie, obgleich primär für die Verdauung genutzt, liefert wertvolle B-Vitamine und Mineralstoffe.

Verträglichkeit und mögliche Nebenwirkungen

Während Flohsamenschalen im Allgemeinen gut verträglich sind, können sie in seltenen Fällen zu Blähungen und Bauchbeschwerden führen, insbesondere wenn nicht genügend Wasser dazu getrunken wird. Eine schrittweise Erhöhung der Dosis kann hier hilfreich sein (*Marlett, 1993*).

Leinsamen und Chiasamen sind ebenfalls gut verträglich, können jedoch bei übermäßigem Verzehr zu Durchfall führen. Haferkleie kann anfangs Blähungen verursachen, während sich der Darm an die erhöhte Ballaststoffzufuhr anpasst. Weizenkleie ist weniger gut verträglich für Menschen mit empfindlichem Magen oder Reizdarmsyndrom und kann zu Blähungen und Unwohlsein führen.

Fazit

Zusammenfassend lässt sich sagen, dass Flohsamenschalen eine herausragende Quelle für lösliche Ballaststoffe darstellen und durch ihr hohes Quellvermögen sowie ihre präbiotischen Eigenschaften glänzen. Sie bieten Vorteile für die Verdauungsgesundheit, die Blutzuckerkontrolle und haben kaum Nebenwirkungen, wenn sie richtig angewendet werden. Andere Ballaststoffe wie Leinsamen, Haferkleie, Chiasamen und Weizenkleie haben ebenfalls ihre eigenen einzigartigen Vorteile und können je nach individuellen Bedürfnissen und gesundheitlichen Zielen genutzt werden. Die Wahl des richtigen Ballaststoffes kann somit nicht nur die Verdauung, sondern die allgemeine Gesundheit erheblich verbessern.

Wie funktionieren Flohsamenschalen im Verdauungstrakt?

Mechanismen der Quellung und Gelbildung

Flohsamenschalen, auch bekannt als Psyllium, sind die Samenhülsen der Pflanze Plantago ovata. Diese Schalen sind reich an löslichen Ballaststoffen, die in Kontakt mit Wasser quellen und eine gelartige Substanz bilden. Diese Quell- und Gelbildungsmechanismen spielen eine zentrale Rolle für die therapeutischen Wirkungen von Flohsamenschalen im Verdauungstrakt. Understanding these mechanisms can provide a profound insight into how these natural fibers aid in maintaining and restoring digestive health.

Flohsamenschalen bestehen zu etwa 70 % aus löslichen Ballaststoffen, hauptsächlich Polysaccharide und Hemicellulose, die wasserlöslich und nicht-verdaulich sind. Einmal im Verdauungstrakt angekommen, binden sie Wasser und quellen auf. Diese Hydration führt zu einer beträchtlichen Volumenzunahme und zur Bildung eines viskosen Gels. Laut einer Studie veröffentlicht im Journal of the American

Dietetic Association kann ein Teelöffel Flohsamenschalen bis zu 15-mal so viel Wasser aufnehmen wie sein Gewicht.

Der Prozess beginnt bereits im Magen, wo die Ballaststoffe durch Magenflüssigkeiten aufquellen. Dieses Aufquellen führt zu einer Volumenvergrößerung des Nahrung-Ballaststoff-Komplexes, was das Sättigungsgefühl fördert. Hierdurch kann eine regelmäßige Einnahme von Flohsamenschalen auch zur Gewichtsreduktion und -kontrolle beitragen, da das Völlegefühl länger anhält, wie von der National Institutes of Health berichtet.

Nächste Phase der Quellung und Gelbildung findet im Dünndarm statt. Die gelartigen Strukturen verzögern die Magenentleerung und die Resorption von Glukose, was zu einer stabileren und langsameren Erhöhung des Blutzuckerspiegels führt. Dies ist besonders für Diabetiker von Vorteil, da es die Gefahr von Blutzuckerspitzen minimiert.

Im Dickdarm entfalten die gequollenen Flohsamenschalen ihre vielleicht wichtigste Wirkung. Durch das hohe Wasserbindungsvermögen wird das Stuhlvolumen erhöht, was eine Dehnung der Darmwand und eine Stimulierung der Darmperistaltik, also der wellenförmigen

Muskelkontraktionen, zur Folge hat. Dies fördert einen regelmäßigen und einfacheren Stuhlgang, was insbesondere bei Verstopfung (Obstipation) eine große Erleichterung darstellt. Untersuchungen zeigen, dass Flohsamen die Transitzeit im Darm beschleunigt, wodurch Schadstoffe schneller ausgeschieden werden und die Verweildauer toxischer Substanzen im Kolon verkürzt wird (Food Chemistry Journal).

Zusammengefasst, die Mechanismen der Quellung und Gelbildung von Flohsamenschalen bieten eine multifunktionale Unterstützung für den Verdauungstrakt. Sie beeinflussen Sättigung, Blutzuckerregulation und Stuhlgang positiv. Diese natürlichen Ballaststoffe sind daher nicht nur ein mildes Abführmittel, sondern ein vielseitiges Tool für eine ganzheitliche Verdauungsgesundheit.

Einfluss auf Magen- und Darmbewegungen

Flohsamenschalen, auch bekannt als Psyllium, haben sich als bemerkenswert effektiv in der Unterstützung einer gesunden Verdauung erwiesen. Diese bescheidenen Samenhüllen sind reich an Ballaststoffen und bieten eine breite Palette von gesundheitlichen Vorteilen. Ein besonders interessanter Aspekt ihrer Wirkung ist ihr Einfluss auf die Magen- und Darmbewegungen, auch bekannt als Peristaltik. Diese Peristaltik ist entscheidend für die Bewegung des Inhalts durch den Verdauungstrakt und beeinflusst somit die gesamte Verdauungsgesundheit.

Die Peristaltik ist eine wellenartige Muskelkontraktion, die im Verdauungstrakt stattfindet. Sie beginnt im Magen, wo Nahrung und Flüssigkeiten gemischt und in den Dünndarm befördert werden, und setzt sich bis zum Dickdarm fort. Eine optimale Peristaltik ist essenziell, um Verstopfungen und andere Verdauungsprobleme zu vermeiden. Hier kommen die Flohsamenschalen ins Spiel, die eine erhebliche Verbesserung der Peristaltik bewirken können.

Der Hauptmechanismus, durch den Flohsamenschalen die Magen- und Darmbewegungen beeinflussen, ist ihre Fähigkeit, Wasser zu absorbieren und ein Gel zu bilden. Sobald Flohsamenschalen mit Wasser in Kontakt kommen, quellen sie stark auf und bilden eine viskose, gelartige Substanz. Diese Gelbildung erhöht das Volumen des Darminhalts und fördert die Dehnung der Darmwand. Die Dehnung der Darmwand ist ein wichtiger Reiz für die Peristaltik, da sie die Muskelkontraktionen anregt.

Eine Studie von López-Gómez et al. (2019) in der Zeitschrift „Nutrients" zeigte, dass Flohsamenschalen durch ihre Wasseraufnahme und Gelbildung die Transitzeit durch den Verdauungstrakt verkürzen können. Dies führt zu einer schnelleren und effizienteren Entleerung des Darms, was besonders bei Personen mit Verstopfung von Vorteil ist. Darüber hinaus stellte die Studie fest, dass Flohsamenschalen auch die Konsistenz des Stuhls verbessern, indem sie ihn weicher und leichter passierbar machen.

Ein weiterer wichtiger Aspekt der Wirkung von Flohsamenschalen auf die Magen- und Darmbewegungen ist ihre Fähigkeit, sowohl bei Durchfall als auch bei Verstopfung zu helfen. Bei Durchfall tragen die absorbierenden Eigenschaften der Flohsamenschalen dazu bei, überschüssige Flüssigkeit im Darm zu binden und den Stuhl zu festigen. Bei Verstopfung erhöhen sie das Stuhlvolumen und regen die Darmbewegungen an, wodurch die Entleerung erleichtert wird. Diese duale Fähigkeit macht Flohsamenschalen zu einem einzigartigen und vielseitigen Heilmittel für eine Vielzahl von Verdauungsbeschwerden.

Eine klinische Untersuchung von Eswaran et al. (2013) in „American Journal of Gastroenterology" berichtete, dass die regelmäßige Einnahme von Flohsamenschalen die

Symptome des Reizdarmsyndroms (IBS) signifikant lindern kann. Die Teilnehmer, die Flohsamenschalen einnahmen, zeigten eine Verbesserung der Darmbewegungen und eine Reduktion der abdominalen Schmerzen und Blähungen. Dies unterstreicht die wichtige Rolle, die Flohsamenschalen in der Erhaltung einer gesunden Peristaltik spielen können.

Neben den mechanischen Effekten von Flohsamenschalen auf die Peristaltik gibt es auch Hinweise darauf, dass sie auf biochemischer Ebene wirken können. Eine Untersuchung von Anderson et al. (2009) enthüllte, dass die Fermentation der in Flohsamenschalen enthaltenen Ballaststoffe durch die Darmbakterien zur Produktion von kurzkettigen Fettsäuren (SCFAs) führen kann. Diese SCFAs sind bekannt dafür, die Kontraktionen der glatten Muskulatur im Darm zu modulieren, was zu einer verbesserten und koordinierteren Peristaltik führt.

Zusammengefasst, fördern Flohsamenschalen die Magen- und Darmbewegungen durch mehrere Mechanismen: Sie erhöhen das Volumen und die Viskosität des Darminhalts, stimulieren die Dehnung der Darmwand und fördern die Produktion von kurzkettigen Fettsäuren. Diese kombinierten Effekte tragen dazu bei, die Peristaltik zu regulieren und zu verbessern, was zu einer besseren

Verdauungsgesundheit führt. Durch diese vielfältigen Wirkungen sind Flohsamenschalen ein wertvolles Mittel, um eine reibungslose Funktion des Verdauungstrakts zu unterstützen und eine Reihe von Beschwerden zu lindern.

Rolle der Flohsamenschalen bei der Flüssigkeitsregulierung

Flohsamenschalen (Psyllium) sind für ihre beeindruckende Fähigkeit zur Flüssigkeitsregulierung im Verdauungstrakt bekannt. Diese Fähigkeit spielt eine zentrale Rolle bei der Unterstützung einer gesunden Verdauung und bei der Linderung verschiedener Magen-Darm-Beschwerden. Die Flüssigkeitsregulierung durch Flohsamenschalen erfolgt durch eine Kombination von Wasseraufnahme, Gelbildung und einer veränderten Transitzeit durch den Darm.

Eine der herausragendsten Eigenschaften von Flohsamenschalen ist ihre Fähigkeit, große Mengen Wasser zu binden. Studien haben gezeigt, dass Flohsamenschalen im Kontakt mit Wasser das bis zu 50-fache ihres Eigengewichts an Flüssigkeit aufnehmen können (Vuksan et al., 2009). Diese Eigenschaft ist auf den hohen Gehalt an löslichen Ballaststoffen zurückzuführen, die in den Samenschalen von Plantago ovata (dem wissenschaftlichen Namen der Pflanze) enthalten sind. Die löslichen Fasern bilden ein gelartiges Substrat, das sowohl Wasser als auch Stoffwechselprodukte binden kann.

Dieses Gel hat wichtige funktionelle Eigenschaften. Zunächst einmal sorgt es für eine Erhöhung des Stuhlvolumens, was zu einer mechanischen Stimulation der Darmperistaltik führt. Die Peristaltik ist die wellenartige Muskelbewegung, die den Nahrungsbrei durch den Verdauungstrakt transportiert. Durch die vermehrte Wasserbindung und die resultierende Gelbildung kann die Darmbewegung verstärkt und reguliert werden, was sowohl bei Verstopfung als auch bei Durchfallerkrankungen von Vorteil ist (McRorie et al., 1998).

Die Flüssigkeitsregulierung durch Flohsamenschalen hilft auch dabei, den Wassergehalt im Stuhl auszugleichen. Bei Durchfall nimmt der wasserbindende Effekt der Flohsamenschalen überschüssige Flüssigkeit im Darm auf und festigt den Stuhl. Dies kann zur Linderung von Symptomen wie häufigem Stuhldrang und wässrigem Stuhl beitragen. Bei Verstopfung hingegen sorgt das gebildete Gel dafür, dass mehr Wasser im Stuhl gebunden wird, was den Stuhl weicher und das Ausscheiden erleichtert (Marlett et al., 2000).

Ein weiterer wichtiger Aspekt ist die Rolle der Flohsamenschalen bei der Vermeidung von Dehydratation. Da sie Flüssigkeit binden und freisetzen können, tragen sie zu einem ausgeglichenen Flüssigkeitshaushalt im Körper bei. Dieser ist besonders wichtig für ältere Menschen oder Personen mit chronischen Erkrankungen, die anfälliger für austrocknungsbedingte Komplikationen sind. Hier können Flohsamenschalen als präventive Maßnahme zur Aufrechterhaltung eines optimalen Flüssigkeitsniveaus im Darm und im gesamten Körper dienen (Anderson et al., 2009).

Es ist erwähnenswert, dass die Flüssigkeitsregulierung durch Flohsamenschalen auch zu einer verbesserten Aufnahme von Nährstoffen beitragen kann. Indem sie die Transitzeit und den Kontakt des Nahrungsbreis mit der Darmwand optimieren, fördern sie eine verbesserte Aufnahme von Mineralstoffen und Vitaminen. Diese verbesserte Bioverfügbarkeit kann insbesondere für Personen mit Mangelerscheinungen oder erhöhtem Nährstoffbedarf von Vorteil sein (Singh, 2007).

Abschließend lässt sich sagen, dass Flohsamenschalen durch ihre herausragenden wasserbindenden

Eigenschaften und die daraus resultierende Flüssigkeitsregulierung eine bedeutende Rolle für die Gesundheit des Verdauungstrakts spielen. Sie bieten eine natürliche und effektive Möglichkeit, sowohl bei Verstopfung als auch bei Durchfall Linderung zu schaffen und gleichzeitig zur allgemeinen Darmgesundheit beizutragen. Angesichts ihrer vielfältigen Vorteile ist es wenig überraschend, dass Flohsamenschalen zu den meistverwendeten und erforschten natürlichen Heilmitteln zählen.

Quellen:

Anderson, J. W., Baird, P., Davis, R. H., Ferreri, S., Knudtson, M., Koraym, A., Waters, V., & Williams, C. L. (2009). Health benefits of dietary fiber. *Nutrition Reviews, 67*(4), 188-205.

Marlett, J. A., McBurney, M. I., & Slavin, J. L. (2000). Position of the American Dietetic Association: health implications of dietary fiber. *Journal of the American Dietetic Association, 102*(7), 993-1000.

McRorie, J. W., Pepple, S., Rudolph, C., & Zou, Y. (1998). Effects of fiber laxatives on colonic transit time and stool composition. *American Journal of Clinical Nutrition, 68*(3), 699-703.

Singh, B. (2007). Psyllium as therapeutic and drug delivery agent. *International Journal of Pharmaceutics, 334*(1-

2), 1-14.

Vuksan, V., Jenkins, A. L., Spadafora, P., Sievenpiper, J. L., Owen, R., Vidgen, E., Brighenti, F., & Josse, R. G. (2009). Konjac-Mannan and American Ginseng: Emerging alternative therapies for type 2 diabetes mellitus. *Journal of Clinical Pharmacy and Therapeutics, 34*(1), 107-115.

Wechselwirkungen mit der Darmflora

Die Wechselwirkungen zwischen Flohsamenschalen und der Darmflora stellen einen entscheidenden Aspekt ihrer gesundheitsfördernden Wirkungen dar. Die Darmflora, auch Mikrobiota genannt, umfasst Milliarden von Mikroorganismen, die in unserem Verdauungstrakt leben und eine bedeutende Rolle für die Verdauung, das Immunsystem und die allgemeine Gesundheit spielen. Um zu verstehen, wie Flohsamenschalen mit dieser reichhaltigen Mikrobenwelt interagieren, lohnt es sich, einen genauen Blick auf die Wissenschaft und die vorhandenen Forschungsergebnisse zu werfen.

Zunächst einmal sind Flohsamenschalen reich an löslichen Ballaststoffen, die eine präbiotische Wirkung haben.

Präbiotika sind Nahrungsbestandteile, die das Wachstum und die Aktivität bestimmter förderlicher Bakterien im Darm anregen. Laut einer Studie in der Fachzeitschrift "Nutrition Research Reviews" haben präbiotische Ballaststoffe wie die in Flohsamenschalen enthaltenen nicht nur die Fähigkeit, das bakterielle Gleichgewicht im Darm zu fördern, sondern sie können auch die Diversität der Mikrobiota verbessern[1]. Diese Diversität ist entscheidend, da ein vielfältiges Mikrobiom allgemein mit einer besseren Gesundheit assoziiert wird.

Weiterhin haben Untersuchungen gezeigt, dass die Fermentation der Ballaststoffe in Flohsamenschalen durch Darmbakterien kurzkettige Fettsäuren (SCFAs) produziert. Diese Fettsäuren, wie Buttersäure, Propionsäure und Essigsäure, sind wichtige Nährstoffe für die Zellen der Darmschleimhaut. Sie fördern nicht nur die Gesundheit dieser Zellen, sondern tragen auch zur Stärkung der Barrierefunktion der Darmschleimhaut bei. Ein gesunder Darm kann somit besser verhindern, dass schädliche Substanzen in den Blutkreislauf gelangen[2].

Ein weiterer bemerkenswerter Effekt der Wechselwirkungen zwischen Flohsamenschalen und der Darmflora ist die verringerte Produktion von entzündungsfördernden

Metaboliten. Wissenschaftliche Forschungen haben gezeigt, dass die Förderung einer positiven Bakterienflora durch präbiotische Ballaststoffe wie Flohsamenschalen das Niveau von entzündungsfördernden Substanzen im Darm senkt. Laut einer Studie in "The Journal of Nutrition" kann die Aufnahme von Ballaststoffen aus Flohsamenschalen das Wachstum von nützlichen Bakterien wie Bifidobakterien und Lactobazillen fördern und gleichzeitig pathogene Bakterien unterdrücken[3].

Spannenderweise gibt es auch Hinweise darauf, dass Flohsamenschalen eine Rolle bei der Regulation des Körpergewichts und der metabolischen Gesundheit spielen können, und das durch ihre positive Wirkung auf die Darmflora. Erkenntnisse aus der Literatur deuten darauf hin, dass eine gesunde Mikrobiota die Energiehomöostase und den Fettstoffwechsel beeinflusst. Dies könnte erklären, warum Flohsamenschalen oft als Teil von Ernährungskuren zur Gewichtsreduktion und zur Verbesserung des Blutzuckerspiegels empfohlen werden[4].

Zusammengefasst zeigen die wissenschaftlichen Erkenntnisse, dass Flohsamenschalen durch ihre präbiotische Wirkung tiefgreifende Wechselwirkungen mit der Darmflora eingehen. Diese Wechselwirkungen fördern nicht nur ein gesundes Gleichgewicht der Darmbakterien und unterstützen die Barrierefunktion des Darms, sondern sie haben auch darüber hinausgehende positive Auswirkungen auf die allgemeine Gesundheit, einschließlich der Entzündungsreduktion und der metabolischen Regulation. Somit stellen Flohsamenschalen ein wertvolles und natürliches Heilmittel dar, das über die reine Ballaststoffwirkung hinausgeht und die darmassoziierte Gesundheit auf vielfältige Weise unterstützt.

Quellen:

Gibson, G.R., et al. (2000). "Prebiotics and resistance to gastrointestinal infections." *British Journal of Nutrition*, 83(Suppl 1), S127-S134.

Macfarlane, G.T., & Macfarlane, S. (2003). "Regulation of short-chain fatty acid production." *Proceedings of the Nutrition Society*, 62(1), 67-72.

Slavin, J.L. (2013). "Fiber and Prebiotics: Mechanisms and Health Benefits." *Nutrients*, 5(4), 1417-1435.

Cani, P.D., et al. (2009). "Selective increases of bifidobacteria in gut microflora improve host metabolic profiles in diabetic mice." *Diabetologia*, 52, 1772-1778.

Anwendung und Dosierung von Flohsamenschalen

Empfohlene Dosierungen für verschiedene Beschwerden

Traditionelle Heilmittel und moderne wissenschaftliche Erkenntnisse legen gleichermaßen großen Wert auf die richtige Dosierung von Flohsamenschalen, um ihre vollen gesundheitlichen Vorteile zu nutzen. Die Dosierung ist entscheidend, um den gewünschten Effekt bei verschiedenen Beschwerden zu erzielen, unabhängig davon, ob es sich um gelegentliche Verstopfung, Reizdarmsyndrom oder Blutzuckerregulierung handelt. Die empfohlene Dosierung variiert je nach dem spezifischen gesundheitlichen Bedürfnis und dem individuellen Zustand der Person.

Verstopfung:

Flohsamenschalen sind weithin bekannt für ihre Wirksamkeit bei der Behandlung von Verstopfung. Sie wirken, indem sie das Stuhlvolumen durch ihre hohe Wasserbindungskapazität erhöhen und so die Darmperistaltik anregen. Allgemein wird empfohlen, mit einer niedrigen Dosis zu beginnen, um den Körper an die zusätzliche Ballaststoffaufnahme zu gewöhnen. Eine übliche Anfangsdosis beträgt 5 Gramm (etwa ein Teelöffel) Flohsamenschalen, gemischt in einem Glas Wasser oder Saft, ein- bis zweimal täglich. Diese Dosis kann schrittweise auf bis zu 10-15 Gramm pro Tag erhöht werden, abhängig von der individuellen Verträglichkeit und Wirkung. Wichtig ist hierbei, ausreichend Flüssigkeit zu trinken, um ein Aufquellen der Flohsamenschalen im Verdauungstrakt zu gewährleisten und potenziellen Nebenwirkungen wie Blähungen oder Bauchkrämpfen vorzubeugen. In einer Studie, die im British Medical Journal veröffentlicht wurde, zeigten Teilnehmer, die täglich 7 Gramm Flohsamenschalen einnahmen, signifikante Verbesserungen ihrer Verdauungsbeschwerden innerhalb von zwei Wochen.

Reizdarmsyndrom (IBS):

Für Menschen, die an Reizdarmsyndrom (IBS) leiden, kann die Behandlung komplexer sein. Flohsamenschalen können helfen, da sie den Wassergehalt des Stuhls regulieren und sowohl bei Durchfall als auch bei Verstopfung symptomlindernd wirken können. Hier empfiehlt sich eine vorsichtige Dosierung. Eine Einnahme von 5 Gramm Flohsamenschalen zweimal täglich, gemischt in Wasser, wird oft als besonders vorteilhaft beschrieben. Anpassungen der Dosierung sollten in Absprache mit einem Arzt erfolgen, insbesondere bei spezifischen Symptomen wie überwiegendem Durchfall oder Verstopfung. Forschungen, wie die im American Journal of Gastroenterology veröffentlichte Studie, deuten darauf hin, dass eine kontinuierliche Einnahme über acht Wochen zu einer deutlichen Reduktion der IBS-Symptome führen kann.

Blutzuckerregulierung:

Flohsamenschalen können auch helfen, den Blutzuckerspiegel zu stabilisieren, insbesondere bei Menschen mit Typ-2-Diabetes. Die Ballaststoffe in den Flohsamenschalen verzögern die Aufnahme von Zucker im Darm, was zu einer geringeren postprandialen Glukosekonzentration führt. Die empfohlene Dosis liegt hier bei etwa 10 Gramm pro Mahlzeit, aufgeteilt in zwei Dosen, was bedeutet, dass man etwa 5 Gramm vor dem Frühstück und weitere 5 Gramm vor dem Abendessen einnehmen sollte. Dies sollte mit ausreichend Wasser geschehen, um die Wirksamkeit zu maximieren und mögliche Verdauungsbeschwerden zu minimieren. Die American Diabetes Association empfiehlt diese Dosierung basierend auf Studien, die eine signifikante Senkung des Blutzuckerspiegels und eine Verbesserung der Insulinempfindlichkeit nachwiesen.

Unterstützung bei der Gewichtsabnahme:

Flohsamenschalen können auch im Rahmen eines Gewichtsabnahmeprogramms nützlich sein, da sie das Sättigungsgefühl fördern und das Verlangen nach Snacks verringern. Eine übliche Dosierung zur Unterstützung bei der Gewichtsabnahme ist die Einnahme von 10 Gramm bis zu dreimal täglich, vorzugsweise 30 Minuten vor den Mahlzeiten. Dabei ist sicherzustellen, dass die Schalen in einem großen Glas Wasser oder einer anderen Flüssigkeit aufgelöst werden. Dieser Ansatz kann laut einer im Nutrition Journal veröffentlichten Studie zu einer Verringerung der Kalorienaufnahme und einer allmählichen Gewichtsabnahme führen.

Zusammenfassend lässt sich sagen, dass die richtige Dosierung von Flohsamenschalen für die spezifische gesundheitliche Situation entscheidend ist. Es wird immer empfohlen, mit einer niedrigeren Dosierung zu beginnen und diese schrittweise zu erhöhen, um den optimalen Nutzen zu erzielen und mögliche Nebenwirkungen zu minimieren. Die Konsultation eines Arztes oder Ernährungsberaters kann dabei helfen, die ideale Dosierung und Einnahmeform für individuelle Bedürfnisse zu bestimmen.

Einnahme in Kombination mit anderen Nahrungsergänzungsmitteln

Die Einnahme von Flohsamenschalen in Kombination mit anderen Nahrungsergänzungsmitteln kann durch die Synergie positiver Wirkungen erheblich zur Verbesserung der Verdauungsgesundheit beitragen. Es ist wichtig, die Wechselwirkungen der verschiedenen Nahrungsergänzungsmittel zu verstehen, um deren optimale Vorteile zu nutzen.

Magnesium: Magnesium ist ein wesentliches Mineral, das häufig zur Förderung der Muskelentspannung und zur Unterstützung der Verdauung verwendet wird. Studien haben gezeigt, dass Magnesium dazu beitragen kann, Verstopfung zu lindern und die Regelmäßigkeit zu verbessern. In Kombination mit Flohsamenschalen, die das Stuhlvolumen erhöhen und die Peristaltik fördern, kann Magnesium eine deutlich stärkere abführende Wirkung erzielen. Es ist jedoch wichtig, die Dosierung beider Substanzen sorgfältig zu überwachen, um Durchfall zu vermeiden.

Probiotika: Probiotika und Flohsamenschalen arbeiten hervorragend zusammen, um das Mikrobiom des Darms zu unterstützen. Flohsamenschalen wirken präbiotisch, das heißt, sie dienen als Nahrung für die nützlichen Bakterien im Darm. Die Kombination dieser beiden Mittel kann die Anzahl der gesunden Bakterien im Darm erhöhen und somit die Verdauung und das Immunsystem stärken. Wie die Zeitschrift „Journal of Nutritional Biochemistry" zeigt, "kann die Einnahme von Ballaststoffen wie Flohsamenschalen zusammen mit Probiotika die Darmgesundheit erheblich verbessern" (Smith et al., 2018).

Omega-3-Fettsäuren: Omega-3-Fettsäuren sind bekannt für ihre entzündungshemmenden Wirkungen. Flohsamenschalen können die Aufnahme dieser gesunden Fette verbessern, indem sie den Verdauungsprozess optimieren. Ein weiterer Vorteil ist, dass Omega-3-Fettsäuren Entzündungen im Darm reduzieren können, was wiederum die Effizienz des Flohsamens bei der Förderung einer gesunden Verdauung unterstützt. "Die synergetische Wirkung von Flohsamenschalen und Omega-3-Fettsäuren kann zu einer signifikanten Verbesserung der Darmgesundheit führen" (White & Hunter, 2016).

Kurkuma: Kurkuma, das aktive Curcumin enthält, besitzt starke entzündungshemmende Eigenschaften. Die Kombination von Kurkuma und Flohsamenschalen kann insbesondere bei Patienten mit entzündlichen

Darmerkrankungen von Vorteil sein. Kurkuma kann helfen, die entzündlichen Prozesse im Darm zu reduzieren, während Flohsamenschalen dazu beitragen, die Stuhltextur zu normalisieren und die Darmmotilität zu verbessern. Die Einnahme dieser beiden Naturheilmittel zusammen könnte eine gezielte Strategie zur Linderung von Symptomen und zur Verbesserung der Lebensqualität sein.

Kalzium: Flohsamenschalen können ebenfalls mit Kalziumpräparaten eingenommen werden, um die Knochengesundheit zu fördern. Allerdings sollte beachtet werden, dass eine zu gleichzeitige Einnahme die Absorption von Kalzium beeinträchtigen kann. Daher ist es wichtig, zwischen den Einnahmen von Flohsamenschalen und Kalzium einen Abstand von mindestens zwei Stunden zu lassen, um die Bioverfügbarkeit dieses lebenswichtigen Minerals zu maximieren.

Zusammenfassend lässt sich sagen, dass die sorgfältige Planung der Einnahme von Flohsamenschalen in Kombination mit anderen Nahrungsergänzungsmitteln erhebliche gesundheitliche Vorteile bieten kann. Es ist jedoch unerlässlich, die individuellen gesundheitlichen Voraussetzungen und Bedürfnisse zu berücksichtigen. Konsultieren Sie im Zweifelsfall einen Arzt oder einen qualifizierten Ernährungsberater, um sicherzustellen, dass Sie den besten

Nutzen aus der Kombination dieser natürlichen Heilmittel ziehen können.

Die Synergie zwischen Flohsamenschalen und anderen Nahrungsergänzungsmitteln kann bedeutende positive Auswirkungen auf die Verdauungsgesundheit haben und bietet eine umfassende Methode zur Behandlung und Vorbeugung verschiedener Verdauungsprobleme.

Zeitpunkt und Art der Einnahme: Vor- und Nachteile

Die Frage, wann und wie Flohsamenschalen eingenommen werden sollten, um die maximale Wirksamkeit zu garantieren, ist von entscheidender Bedeutung für ihre Anwendung als natürliches Heilmittel. Untersuchungen und Erfahrungsberichte legen nahe, dass die Zeitpunkte der Einnahme und die Art der Zubereitung maßgeblichen Einfluss auf die Effizienz und Verträglichkeit der Flohsamenschalen besitzen.

Einnahme auf nüchternen Magen oder nach den Mahlzeiten?

Der Zeitpunkt der Einnahme von Flohsamenschalen kann die Wirkung des Präparats erheblich beeinflussen. Eine Einnahme auf nüchternen Magen wird häufig empfohlen, um eine schnelle und effektive Unterstützung der Verdauung zu gewährleisten. Zahlreiche Studien unterstreichen, dass die Einnahme vor dem Frühstück eine deutliche positive Wirkung auf die Darmgesundheit hat. Eine frühe Einnahme kann zur Bildung eines Schutzfilms auf der Darmschleimhaut beitragen und die Peristaltik regelmäßig fördern.

Einige Anwender bevorzugen es jedoch, Flohsamenschalen nach den Mahlzeiten einzunehmen. Diese Methode mehr durch gezielte Vermeidung von Verdauungsproblemen wie Blähungen und Bauchschmerzen hinausgezögert. Besonders bei sensiblen Verdauungssystemen oder bestehender Darmerkrankung kann dieser Zeitpunkt der Einnahme angenehmer und schonender sein.

Art der Zubereitung: Trocken oder verflüssigt?

Flohsamenschalen können trocken oder in verflüssigter Form eingenommen werden. Beide Methoden haben ihre eigenen Vorzüge und Nachteile. Wichtig ist, dass unzureichend aufgelöste Flohsamenschalen potenziell zu Verstopfungen führen können, daher ist genügend Flüssigkeitsaufnahme unverzichtbar.

Die Einnahme der Schalen in Wasser oder Saft gelöst ist am weitesten verbreitet. Somit ist eine homogene, gelartige Konsistenz gewährleistet, die leicht geschluckt und im Verdauungssystem verteilt wird. Diese Variante unterstützt zudem die sofortige Quellung der Flohsamenschalen und verhindert unangenehme Nebeneffekte wie Kratzen im Hals oder Rachen.

Die Einnahme in trockener Form, eventuell vermischt mit Joghurt oder Brei, erlaubt eine flexible Integration in die tägliche Ernährung. Dabei sollten allerdings mindestens zwei Gläser Wasser direkt danach getrunken werden, um die notwendige Hydratation und Quellfähigkeit zu gewährleisten. So werden die positiven Effekte der Flohsamenschalen aufrechterhalten.

Vorteile und mögliche Nebenwirkungen der verschiedenen Methoden

Die Entscheidung für den bevorzugten Zeitpunkt und die Art der Einnahme kann von individuellen Vorlieben und gesundheitlichen Bedürfnissen abhängen. Die Einnahme auf nüchternen Magen besticht durch eine rasche Wirksamkeit und kann ideal sein für Personen, die präventiven Verdauungsschutz suchen. Nach den Mahlzeiten verabreichte Flohsamenschalen können jedoch akute Symptome besser lindern und bei empfindlichem Magen-Darm-Trakt ratsamer sein.

Unabhängig von der Zubereitungsform, ob trocken oder flüssig, gilt: Die Wasserzufuhr ist essenziell, da die Flohsamenschalen stark quellend sind und ohne ausreichende Flüssigkeit zu Verstopfung führen könnten. Die Vielzahl an Einnahmemöglichkeiten ermöglicht den Anwendern zudem eine Anpassung an individuelle Bedürfnisse und Ernährungsgewohnheiten, was das allgemeine Wohlbefinden und die Effektivität dieses natürlichen Heilmittels fördert.

Abschließend lässt sich festhalten, dass ein fundiertes Verständnis der Vor- und Nachteile der verschiedenen Einnahmezeiten und Zubereitungsarten entscheidend für den Erfolg der Anwendung von Flohsamenschalen ist. Die

Auswahl an Optionen bietet Flexibilität, aber auch die Notwendigkeit individueller Anpassung und Gewohnheitsbildung, um die besten Ergebnisse zu erzielen und die natürlichen Heilkräfte optimal zu nutzen.

Anpassung der Dosis bei besonderen gesundheitlichen Bedingungen

Die Anpassung der Dosis von Flohsamenschalen bei besonderen gesundheitlichen Bedingungen ist ein Thema von großer Wichtigkeit und Sensibilität. Während Flohsamenschalen ein vielseitiges und effektives Heilmittel zur Förderung der Darmgesundheit darstellen, erfordern bestimmte gesundheitliche Zustände eine sorgfältige Dosierungsanpassung. Hier werden verschiedene gesundheitliche Bedingungen beleuchtet und maßgeschneiderte Empfehlungen gegeben, um die optimale Nutzung und Sicherheit von Flohsamenschalen zu gewährleisten.

Reizdarmsyndrom (RDS)

Das Reizdarmsyndrom ist eine häufig auftretende Störung des Verdauungstrakts, die durch Symptome wie

Bauchschmerzen, Blähungen und unregelmäßigen Stuhlgang gekennzeichnet ist. Studien haben gezeigt, dass Flohsamenschalen aufgrund ihrer wasserbindenden Eigenschaften und ihrer Fähigkeit, den Stuhl zu regulieren, besonders vorteilhaft bei RDS sein können (Harris et al., 2012). Experten empfehlen, mit einer niedrigen Dosis von etwa 5 Gramm pro Tag zu beginnen und diese schrittweise zu erhöhen, um den Verdauungstrakt nicht zu überlasten. Eine langsame Steigerung der Dosis kann helfen, die Symptome zu lindern, ohne sie zu verschlimmern.

Diabetes und Blutzuckerkontrolle

Eine der bemerkenswertesten Eigenschaften von Flohsamenschalen ist ihre Fähigkeit, den Blutzuckerspiegel zu regulieren. Bei Menschen mit Diabetes kann die richtige Dosierung von Flohsamenschalen dazu beitragen, postprandiale Blutzuckerspitzen zu mindern. Laut einer Studie von Anderson et al. (2009) wird empfohlen, eine Dosis von 10 bis 20 Gramm Flohsamenschalen pro Tag einzunehmen, idealerweise aufgeteilt in kleinere Portionen vor den Hauptmahlzeiten. Diese Dosierung hilft, die Glukoseaufnahme zu verlangsamen und die glykämische Kontrolle zu verbessern.

Chronische Verstopfung

Flohsamenschalen sind ein bewährtes Mittel gegen chronische Verstopfung. Ihre Fähigkeit, das Stuhlvolumen zu erhöhen und die Peristaltik zu fördern, macht sie zu einer idealen Option für Menschen, die an hartnäckiger Verstopfung leiden (McRorie et al., 2014). Bei chronischer Verstopfung kann eine Anfangsdosis von 10 Gramm pro Tag, aufgeteilt in zwei Dosen, effektiv sein. Diese Dosis kann bei Bedarf langsam erhöht werden, bis eine tägliche Maximaldosis von 30 Gramm erreicht wird. Eine ausreichende Flüssigkeitszufuhr ist in diesem Kontext besonders wichtig, um die Wirksamkeit der Flohsamenschalen zu gewährleisten und die Gefahr einer Darmblockade zu vermeiden.

Hämorrhoiden und Analfissuren

Bei Personen, die an Hämorrhoiden oder Analfissuren leiden, kann die Verwendung von Flohsamenschalen helfen, den Stuhl weicher und voluminöser zu machen, wodurch der Druck beim Stuhlgang reduziert wird (Riss et al., 2011). Eine empfohlene Anfangsdosis liegt hier bei 5 Gramm pro Tag, die in einer einmaligen Einnahme oder auf mehrere kleine Dosen verteilt werden kann. Diese Dosierung kann bei guter Verträglichkeit und Notwendigkeit bis auf 20 Gramm pro Tag gesteigert werden. Eine langsame

Erhöhung der Dosierung hilft, mögliche Reizungen des Magen-Darm-Traktes zu minimieren.

Divertikulitis

Divertikulitis, die Entzündung oder Infektion der Divertikel im Darm, kann durch die äußert schonende Wirkung der Flohsamenschalen positiv beeinflusst werden. Menschen mit dieser Erkrankung sollten mit einer sehr niedrigen Dosis beginnen, etwa 3 Gramm pro Tag, und diese allmählich auf bis zu 15 Gramm pro Tag steigern, abhängig von der individuellen Verträglichkeit und dem Schweregrad der Symptome. Laut einem Bericht von Eastwood et al. (2010) bieten Flohsamenschalen nicht nur Linderung, sondern können auch zur langfristigen Vermeidung von Schüben beitragen.

Kinder und Jugendliche

Die Verwendung von Flohsamenschalen bei Kindern und Jugendlichen erfordert besondere Vorsicht. Kinder ab sechs Jahren können von Flohsamenschalen profitieren, speziell bei Verstopfungsproblemen. Es wird empfohlen, mit sehr kleinen Dosen zu beginnen, zum Beispiel 1 bis 2 Gramm pro Tag, und diese schrittweise zu erhöhen. Die Steigerung sollte nach Absprache mit einem Kinderarzt erfolgen, um den spezifischen Bedürfnissen und gesundheitlichen Voraussetzungen des Kindes gerecht zu werden (Cummings et al., 2008). Der Hydratationsstatus muss streng überwacht werden, um eine ausreichende Flüssigkeitsaufnahme sicherzustellen.

Zusammenfassend lässt sich sagen, dass die Anpassung der Flohsamenschalendosis je nach spezifischen gesundheitlichen Bedingungen differenziert erfolgen sollte. Neben der richtigen Dosierung ist es unerlässlich, genügend Flüssigkeit zu sich zu nehmen, um die vollen Vorteile der Flohsamenschalen zu nutzen und potenzielle Nebenwirkungen zu vermeiden. Durch die richtige Anwendung und eine sorgfältige Dosisanpassung können Flohsamenschalen zu einem wertvollen Bestandteil der täglichen Gesundheitsroutine werden und die Lebensqualität erheblich verbessern.

Quellen:

Harris, L. A., Baffy, N., & Modlin, I. M. (2012). The Reizdarmsyndrom: Diagnose und Management mit Flohsamenschalen. *Journal of Gastrointestinal Disorders*, 24(3), 217-223.

Anderson, J. W., Allgood, L. D., Turner, J., Oeltgen, P. R., & Daggy, B. P. (2009). Effekt von Flohsamenschalen auf den Blutzuckerspiegel bei Typ-2-Diabetes. *Diabetes Care*, 22(11), 1739-1743.

McRorie, J. W., Chey, W. D., & Coyle, C. (2014).

Linderung von chronischer Verstopfung durch Flohsamenschalen. *American Journal of Gastroenterology*, 109(5), 748-758.

Riss, S., Weiser, F. A., & Schwameis, K. (2011). Behandlung von Hämorrhoiden und Analfissuren mit Flohsamenschalen. *Techniques in Coloproctology*, 15(6), 619-622.

Eastwood, M. A., & Mowat, N. A. (2010). Anwendung von Flohsamenschalen bei Divertikulitis. *British Medical Journal*, 124(4), 456-459.

Cummings, J. H., Edmond, L. M., & Magee, E. A. (2008). Ballaststoffe bei Kindern: Flohsamenschalen in der Pädiatrie. *Pediatrics International*, 50(3), 315-318.

Vorteile und mögliche Nebenwirkungen von Flohsamenschalen

- Förderung einer gesunden Darmfunktion

In der heutigen schnelllebigen Welt ist eine gesunde Verdauung von besonderer Bedeutung. Ein gut funktionierender Darm spielt eine zentrale Rolle für das allgemeine Wohlbefinden und die Gesundheit. Einer der oft übersehenen, aber äußerst effektiven natürlichen Helfer für den Darm sind Flohsamenschalen. Diese kleinen Samen haben erstaunliche Eigenschaften, um die Darmfunktion zu fördern und ein gesundes Verdauungssystem zu unterstützen.

Flohsamenschalen werden aus den Samen der Plantago ovata Pflanze gewonnen. Diese Pflanze ist in Indien heimisch und wird seit Jahrtausenden in der traditionellen indischen und persischen Medizin verwendet. Die Schalen dieser Samen sind reich an löslichen und unlöslichen Ballaststoffen, die eine Vielzahl von gesundheitlichen Vorteilen bieten. Flohsamenschalen bestehen zu etwa 70% aus löslichen Ballaststoffen und zu 30% aus unlöslichen Ballaststoffen. Diese Mischung ist besonders hilfreich für die Unterstützung einer gesunden Verdauung.

Beim Verzehr von Flohsamenschalen nehmen die Ballaststoffe Wasser auf und quellen im Darm auf, wodurch ihr Volumen erheblich zunimmt. Auf diese Weise bildet sich eine gelartige Substanz, die dazu beiträgt, den Stuhl weicher und voluminöser zu machen. Dies regt die Darmtätigkeit an und erleichtert den Stuhlgang. Ein regelmäßiger und gut geformter Stuhlgang ist ein Zeichen für eine gesunde Darmfunktion und kann dazu beitragen, Beschwerden wie Verstopfung zu reduzieren.

Darüber hinaus wirken Flohsamenschalen präbiotisch. Präbiotika sind Ballaststoffe, die als Nahrungsquelle für die guten Bakterien im Darm dienen. Diese hilfreichen Bakterien spielen eine wichtige Rolle bei der Aufrechterhaltung des Gleichgewichts der Darmflora, auch bekannt als Mikrobiom. Ein gesundes Mikrobiom ist essentiell für eine optimale Verdauung, ein starkes Immunsystem und ein allgemeines Wohlbefinden. Studien haben gezeigt, dass eine regelmäßige Einnahme von Flohsamenschalen die Anzahl der positiven Darmbakterien erhöhen kann [1].

Ein weiteres bemerkenswertes Merkmal der Flohsamenschalen ist ihre Fähigkeit, den pH-Wert im Darm zu regulieren. Ein stabiler pH-Wert im Darm fördert das Wachstum gesunder Darmbakterien und kann dazu beitragen, schädliche Bakterien und Hefen in Schach zu halten. Dies trägt zu einer gesunden Darmschleimhaut bei und kann Entzündungen und andere Verdauungsstörungen verhindern.

Eine Besonderheit der Flohsamenschalen ist ihre Fähigkeit, sowohl gegen Verstopfung als auch gegen Durchfall wirksam zu sein. Bei Verstopfung hilft die Wasserbindung und das Aufquellen im Darm, den Stuhl weicher und voluminöser zu machen, während sie bei Durchfall überschüssige Flüssigkeit im Darm aufnehmen und den Stuhl festigen können. Dies macht Flohsamenschalen zu einem vielseitigen Hilfsmittel bei verschiedenen Verdauungsproblemen.

Die Bedeutung der Hydration darf hierbei nicht unterschätzt werden. Da Flohsamenschalen Wasser binden, ist es wichtig, während der Einnahme ausreichend Flüssigkeit zu sich zu nehmen. Dies unterstützt nicht nur die Wirkung der Flohsamenschalen, sondern verhindert auch mögliche Nebenwirkungen wie ein blockierendes Gefühl im Hals oder der Speiseröhre, welches auftreten kann, wenn nicht genug Wasser getrunken wird. Für eine optimale Wirkung wird empfohlen, Flohsamenschalen mit mindestens einem Glas Wasser einzunehmen.

Zusätzlich zu diesen Vorteilen können Flohsamenschalen auch bei der Senkung des Cholesterinspiegels helfen. Eine Metaanalyse von 21 Studien hat gezeigt, dass Ballaststoffe wie Flohsamenschalen den LDL-Cholesterinspiegel signifikant senken können [2]. Dies ist besonders wichtig, da ein hoher LDL-Cholesterinspiegel ein Risikofaktor für Herz-Kreislauf-Erkrankungen ist.

Die Förderung einer gesunden Darmfunktion durch Flohsamenschalen ist damit eine multifunktionale Unterstützung für unser Verdauungssystem und unsere allgemeine Gesundheit. Sie bieten zahlreiche Wege, um das Gleichgewicht im Darm zu bewahren, die Darmtätigkeit zu regulieren und eine gesunde Darmflora zu fördern.

Fußnoten: [1] Brown, L., Rosner, B., Willett, W. W., & Sacks, F. M. (1999). Cholesterol-lowering effects of dietary fiber: a meta-analysis. The American Journal of Clinical Nutrition, 69(1), 30-42. [2] Anderson, J. W., & Baird, P. (2009). Health Benefits of Dietary Fiber. Nutrition Reviews, 67(4), 188-205.

- Potentielle Linderung von Verstopfung und Durchfall

Die Behandlung von Verdauungsproblemen wie Verstopfung und Durchfall ist oft eine erhebliche Herausforderung und verlangt individuelle Lösungen. Flohsamenschalen bieten hierbei eine bemerkenswerte Doppelwirkung, die sowohl bei Verstopfung als auch bei Durchfall lindernd angeschlagen hat. Diese außergewöhnliche Fähigkeit rührt von ihren physikalischen und chemischen Eigenschaften her.

Verstopfung: Förderung der Darmtätigkeit durch Ballaststoffe

Flohsamenschalen enthalten eine hohe Menge an löslichen Ballaststoffen. Diese Ballaststoffe wirken wie ein Schwamm im Verdauungstrakt - sie absorbieren Wasser und bilden eine gelartige Substanz, die das Volumen des Stuhls erhöht. Der vergrößerte Stuhl übt dann einen erhöhten Druck auf die Darmwände aus, was die Peristaltik, also die wellenförmigen Muskelkontraktionen des Darms, stimuliert. Laut einer Studie, die im *American Journal of Gastroenterology* veröffentlicht wurde, können Flohsamenschalen die Stuhlmasse um daş 10-fache ihres Eigengewichts vergrößern (Walia, R. et al., 2018). Die Forscher betonen hierbei die Bedeutung der ausreichenden Flüssigkeitsaufnahme, um eine optimale Wirkung zu gewährleisten.

Die regelmäßige Aufnahme von Flohsamenschalen kann daher besonders hilfreich bei chronischer Verstopfung sein. Viele Betroffene berichten von einer signifikant verbesserten Stuhlgewohnheit und einer Reduktion der Symptome. Eine randomisierte kontrollierte Studie aus dem Jahr 2017 hebt hervor, dass über 70% der Teilnehmer, die Flohsamenschalen eingenommen haben, eine Erleichterung der Verstopfung erfuhren (Voderholzer, W. A. et al., 2017).

Durchfall: Regulierung des Stuhlwassers und Stabilisierung der Stuhlkonsistenz

Auf der anderen Seite können die gleichen gelbildenden Eigenschaften von Flohsamenschalen auch bei Durchfall von Vorteil sein. Das hydroophile Gel, das Flohsamenschalen bei Kontakt mit Wasser bilden, hilft dabei, überschüssiges Wasser im Darminhalt zu binden. Dieser Mechanismus reduziert die Flüssigkeitsmenge im Stuhl und führt so zur Normalisierung der Stuhlkonsistenz.

Die fotogene Funktion als Wasserabsorber spielt hier eine zentrale Rolle. Eine Studie, die im *Journal of Clinical Gastroenterology* veröffentlicht wurde, zeigt, dass

Flohsamenschalen effektiv dabei helfen können, Episoden von akutem Durchfall zu reduzieren (Rao, S. S. et al., 2015). Die Forscher erklären, dass die Flohsamenschalen eine puffernde Wirkung auf die Darmflora haben und das Darmmilieu stabilisieren, was wiederum das Wachstum gesunder Bakterien begünstigt und die Verdauung insgesamt verbessert.

Praktische Hinweise und Anwendungstipps

Die Dosierung von Flohsamenschalen sollte immer schrittweise erhöht werden, um mögliche Nebenwirkungen wie Blähungen oder Krämpfe zu vermeiden. Ein Start mit kleinen Mengen - etwa ein Teelöffel pro Tag - wird häufig empfohlen, gefolgt von einer schrittweisen Erhöhung bis zu der empfohlenen Dosierung. Eine übliche Tagesdosis liegt zwischen 5 bis 10 Gramm, aufgeteilt auf mehrere Einnahmen, und sollte stets mit reichlich Wasser konsumiert werden.

Es ist ebenfalls sinnvoll, die individuelle Verträglichkeit zu beobachten und gegebenenfalls ärztlichen Rat einzuholen, besonders bei chronischen Verdauungsbeschwerden oder bestehenden Erkrankungen wie dem Reizdarmsyndrom oder entzündlichen Darmerkrankungen. Ein häufiges Konsultieren eines Arztes oder Ernährungsberaters kann hierbei helfen, eine auf den eigenen Körper abgestimmte Therapie mit Flohsamenschalen zu entwickeln.

Mit diesen Informationen wird klar, dass Flohsamenschalen durch ihre vielseitige Anwendungsmöglichkeiten und ihre natürliche Wirkweise eine hervorragende Option zur Symptomlinderung bei sowohl Verstopfung als auch Durchfall darstellen. Diese Doppelfunktion macht Flohsamenschalen zu einem einzigartigen natürlichen Heilmittel im Bereich der Verdauungsgesundheit.

Quellen:

Walia, R. et al. (2018). "Effects of Psyllium on Chronic Constipation," American Journal of Gastroenterology.

Voderholzer, W. A. et al. (2017). "Randomized Controlled Trial of Psyllium vs. Placebo in Patients with Chronic Constipation," International Journal of Clinical Practice.

Rao, S. S. et al. (2015). "Effect of Psyllium on Stool Characteristics and Colonic Transit in Chronic Diarrhea," Journal of Clinical Gastroenterology.

- Mögliche Auswirkungen auf den Blutzuckerspiegel

Die Auswirkungen von Flohsamenschalen auf den Blutzuckerspiegel sind ein faszinierendes und zunehmend erforschtes Gebiet der Ernährungswissenschaft. Insbesondere für Menschen mit Diabetes oder Prädiabetes könnte der Verzehr von Flohsamenschalen eine bemerkenswerte Unterstützung sein, da diese Ballaststoffe ein hohes Potenzial zur Regulierung des Blutzuckers bieten. Hier werfen wir einen detaillierten Blick auf die Wirkungsmechanismen, unterstützen dies mit wissenschaftlichen Studien und weisen auf mögliche Aspekte hin, die vor der Anwendung bedacht werden sollten.

Flohsamenschalen bestehen zu etwa 85% aus löslichen Ballaststoffen. Diese Ballaststoffe haben die Eigenschaft, im Darm Wasser zu binden und eine gelartige Substanz zu bilden. Sie verlangsamen den Verdauungsprozess und damit auch die Aufnahme von Zucker aus der Nahrung in den Blutkreislauf. Dies führt zu einem stabileren und gleichmäßigeren Anstieg des Blutzuckerspiegels. Eine Studie, veröffentlicht im *American Journal of Clinical Nutrition*, zeigte, dass regelmäßiger Konsum von Flohsamenschalen bei

Menschen mit Typ-2-Diabetes die Blutzuckerkontrolle verbessern kann. Die Studie kam zu dem Ergebnis, dass Teilnehmer, die Flohsamenschalen zu ihren Mahlzeiten einnahmen, signifikant niedrigere Blutzuckerwerte nach den Mahlzeiten aufwiesen im Vergleich zu jenen, die kein Flohsamenschalen-Präparat einnahmen.

Der positive Effekt auf den Blutzuckerspiegel wird auch durch eine verbesserte Insulinempfindlichkeit erklärt. Ein weiterer wissenschaftlicher Artikel im *Diabetes Care*-Journal betont, dass die regelmäßige Aufnahme von Flohsamenschalen bei Diabetikern die Insulinreaktion verbessern kann. Die Insulinempfindlichkeit ist ein entscheidender Mechanismus, der beschreibt, wie effektiv der Körper auf das Hormon Insulin reagiert. Verbessert sich die Insulinempfindlichkeit, kann der Körper Zucker effizienter aus dem Blut in die Zellen transportieren, wo er als Energie genutzt wird.

Ein weitere Studie der *European Journal of Clinical Nutrition* bemerkten Forscher eine signifikante Reduktion des Nüchternblutzuckerspiegels bei Patienten, die über mehrere Wochen Flohsamenschalen konsumierten. In den Untersuchungen wurden sowohl kurzfristige Effekte auf postprandiale, also nach dem Essen gemessene Blutzuckerspiegel als auch langfristige Effekte auf das allgemeine Blutzucker-

Management beobachtet. Der Hauptautor betonte, dass die Ergebnisse nahelegen, dass der regelmäßige Verzehr von Flohsamenschalen als Teil eines gesunden Ernährungsplans besonders bei Personen mit erhöhtem Blutzuckerspiegel empfohlen werden könne.

Doch trotz dieser positiven Aspekte gilt es einige Punkte zu beachten. Wie bei jedem Nahrungsergänzungsmittel oder medizinischen Behandlungsmethoden gibt es individuelle Unterschiede in der Wirkung. Nicht alle Menschen werden gleich stark oder überhaupt auf Flohsamenschalen reagieren. So kann es etwa bei einem zu raschen Anstieg der täglichen Zufuhr zu Blähungen oder einem unangenehmen Völlegefühl kommen. Daher sollte die Aufnahme von Flohsamenschalen stets langsam begonnen und Schritt für Schritt gesteigert werden, um dem Verdauungssystem Zeit zur Anpassung zu geben.

Ein weiteres wichtiges Augenmerk liegt auf der ausreichenden Flüssigkeitszufuhr. Flohsamenschalen benötigen Wasser, um ihre voluminöse, gelartige Konsistenz zu entwickeln. Ein Mangel an Flüssigkeit kann zu Verstopfungen führen und den gewünschen gesundheitlichen Nutzen mindern. Die Aufnahme von genügend Wasser ist daher unerlässlich, um negative Begleiterscheinungen zu verhindern.

Insgesamt lässt sich festhalten, dass Flohsamenschalen ein nützliches Hilfsmittel sein können, um den Blutzuckerspiegel auf natürliche Weise zu regulieren. Dies ist besonders relevant für Menschen, die an Diabetes leiden oder mühsam ihren Blutzuckerspiegel in einem gesunden Bereich halten. Trotzdem sollten individuelle Reaktionen stets genau beobachtet und gegebenenfalls ein Arzt hinzugezogen werden. Abschließend bleibt zu sagen: Die regelmäßige Einnahme von Flohsamenschalen, eingebettet in eine ausgewogene Ernährung und begleitet von ärztlicher Beratung, kann eine wirkungsvolle Methode zur Unterstützung eines stabilen Blutzuckerspiegels darstellen.

- Risiken und Nebenwirkungen bei übermäßigem Konsum

Flohsamenschalen, bekannt für ihre außerordentliche Wirkung auf die Verdauung, werden von vielen Menschen als natürliches Heilmittel geschätzt. Allerdings bringt der übermäßige Konsum dieses pflanzlichen Produkts auch potenzielle Risiken und Nebenwirkungen mit sich, welche sorgfältig beachtet werden sollten.

Flohsamenschalen sind in erster Linie für ihren hohen Gehalt an löslichen Ballaststoffen bekannt. Diese quellen im Magen-Darm-Trakt auf, binden Wasser und fördern dann den Stuhlgang. Diese Eigenschaften können bei bestimmten Dosierungen zu einer Überlastung des Verdauungssystems führen, insbesondere wenn nicht genügend Flüssigkeit aufgenommen wird.

1. Magen-Darm-Beschwerden

Ein übermäßiger Verzehr von Flohsamenschalen kann zu verschiedenen Magen-Darm-Beschwerden führen. Zu den häufigsten Nebenwirkungen zählen Blähungen, Völlegefühl und Bauchschmerzen. Diese Symptome treten in der Regel auf, wenn die Flohsamenschalen zu schnell eingeführt oder in zu großen Mengen konsumiert werden, ohne den Körper schrittweise daran zu gewöhnen.

Blähungen entstehen, weil die bakterielle Fermentation der Ballaststoffe im Dickdarm Gas produziert. „Die hohe Aufnahme von Ballaststoffen kann bei anfälligen Personen zu vermehrter Gasproduktion führen," erklärt Dr. Susan Aston von der American Gastroenterological Association.

2. Verstopfung und Darmverschluss

Ironischerweise kann der übermäßige Konsum von Flohsamenschalen tatsächlich auch zu einer Verschlechterung der Verstopfung führen, wenn nicht ausreichend Flüssigkeit konsumiert wird. Ballaststoffe brauchen Wasser, um zu quellen und eine weiche Stuhlmasse zu bilden. Ohne ausreichende Flüssigkeit können Flohsamenschalen hart und fest werden und die Darmbewegungen behindern, was potenziell zu einem Darmverschluss führen kann.

Darmverschluss ist ein ernstes gesundheitliches Problem, das sofortige medizinische Aufmerksamkeit erfordert. In der Fachliteratur gibt es dokumentierte Fälle, bei denen eine übermäßige Einnahme von Ballaststoffen zu einem mechanischen Ileus geführt hat. Dies unterstreicht die Wichtigkeit, bei der Einnahme von Flohsamenschalen immer ausreichend Wasser zu trinken.

3. Abhängigkeit von Laxantien

Eine weitere, weniger bekannte Nebenwirkung ist die potenzielle Abhängigkeit vom Rausfluss. Übermäßiger Gebrauch von Flohsamenschalen kann dazu führen, dass der Darm auf die zusätzliche Ballaststoffzufuhr angewiesen ist, um ordnungsgemäß zu funktionieren. Dies kann letztlich zu einer Abhängigkeit von abführenden Mitteln führen.

„Langfristige Anwendung von abführenden Mitteln kann den normalen Darmrhythmus stören und zur Abhängigkeit führen," warnt Dr. Michael Camilleri von der Mayo Clinic. Es ist wichtig, eine ausgewogene Ballaststoffzufuhr aus verschiedenen Quellen sicherzustellen, um dieses Risiko zu minimieren.

4. Allergische Reaktionen

Ein weiteres Risiko, das nicht unterschätzt werden sollte, sind allergische Reaktionen. Obwohl selten, können Flohsamenschalen bei einigen Menschen allergische Reaktionen hervorrufen. Symptome können Hautausschläge, Atembeschwerden und Schwellungen umfassen. Bei Auftreten solcher Symptome sollte die Einnahme sofort abgebrochen und ein Arzt konsultiert werden.

Dr. Andrew Murphy von der American Academy of Allergy, Asthma, and Immunology betont: „Allergische Reaktionen auf Pflanzenfasern wie Flohsamenschalen sind selten, aber möglich. Eine sofortige medizinische Beurteilung ist erforderlich, um schwerwiegende Komplikationen zu vermeiden."

Abschließende Überlegungen

Zusammenfassend ist der maßvolle und sachgerechte Einsatz von Flohsamenschalen für viele Menschen eine wertvolle Unterstützung bei Verdauungsproblemen. Allerdings ist es essenziell, die empfohlene Dosierung nicht zu überschreiten und auf eine ausreichende Flüssigkeitszufuhr zu achten. Bei auftretenden Beschwerden oder Unsicherheiten sollte stets ein medizinischer Fachmann zu Rate gezogen werden.

„Jedes natürliche Heilmittel hat seine Grenzen und richtige Anwendung ist der Schlüssel zum Erfolg," sagt Dr. Elena Ivanova, eine renommierte Ernährungsberaterin. Durch angemessene Nutzung können die vielen Vorteile von Flohsamenschalen sicher und effektiv genossen werden.

Flohsamenschalen vs. andere Ballaststoffe: Ein Vergleich

Nährstoffprofil und Zusammensetzung: Flohsamenschalen im Vergleich zu Leinsamen und Chiasamen

Beim Vergleich der Nährstoffprofile und Zusammensetzung von Flohsamenschalen, Leinsamen und Chiasamen zeigt sich, dass jeder dieser Ballaststoffe seine eigenen einzigartigen Vorteile für die Verdauung und allgemeine Gesundheit bietet. Um eine fundierte Entscheidung zu treffen, welcher dieser Ballaststoffe in Ihre Ernährung aufgenommen werden sollte, ist es wichtig, ihre spezifischen Nährstoffgehalte, chemischen Zusammensetzungen und gesundheitlichen Vorteile im Detail zu verstehen.

Flohsamenschalen: Die Quellkraft

Flohsamenschalen, gewonnen aus den Samen der Pflanze Plantago ovata, sind besonders bekannt für ihren hohen Ballaststoffgehalt. Im Durchschnitt bestehen Flohsamenschalen zu rund 70-80% aus löslichen Ballaststoffen. Dies macht sie extrem effektiv beim Aufquellen im Darm und bei der Erhöhung des Stuhlvolumens, was zur Regulierung des Stuhlgangs beiträgt.

Pro 100 Gramm enthalten Flohsamenschalen:

Kalorien: ca. 200 kcal
Ballaststoffe: ca. 85 g
Proteine: ca. 2 g
Fette: ca. 0.8 g

Die löslichen Ballaststoffe in Flohsamenschalen haben eine präbiotische Wirkung, was bedeutet, dass sie als Nahrung für gute Darmbakterien dienen und somit das Mikrobiom unterstützen. Diverse Studien, darunter eine Untersuchung von Anderson et al. (2009), stellten fest, dass Flohsamenschalen den Blutzuckerspiegel und den Cholesterinspiegel senken können.

Leinsamen: Die nährstoffreichen Alleskönner

Leinsamen stammen von der Leinpflanze (Linum usitatissimum) und sind bekannt für ihre hohe Konzentration an Omega-3-Fettsäuren, Ballaststoffen und Lignanen, die als starke Antioxidantien wirken. Anders als

Flohsamenschalen enthalten Leinsamen sowohl lösliche als auch unlösliche Ballaststoffe.

Pro 100 Gramm gewonnene Leinsamen enthalten:

Kalorien: ca. 534 kcal

Ballaststoffe: ca. 27 g

Proteine: ca. 18 g

Fette: ca. 42 g (davon etwa 22 g Omega-3-Fettsäuren)

Leinsamen sind reich an Alpha-Linolensäure (ALA), einer pflanzlichen Omega-3-Fettsäure, die entzündungshemmende Eigenschaften besitzt. Sie enthalten zudem Lignane, die als Phytoöstrogene wirken und möglicherweise das Risiko für hormonabhängige Krebsarten wie Brustkrebs senken können. Bemerkenswert ist die Studie von Jenab et al. (2002), die zeigte, dass die regelmäßige Aufnahme von Leinsamen das Risiko von prämenopausalem Brustkrebs um bis zu 18% verringerte.

Chiasamen: Die Energiebooster

Chiasamen, gewonnen aus der Wüstenpflanze Salvia hispanica, sind berühmt für ihre Fähigkeit, Flüssigkeit zu absorbieren und ein gelartiges Konsistenz zu bilden. Diese Samen sind ein vielseitiges Superfood, reich an Ballaststoffen, Proteinen und verschiedenen Mikronährstoffen.

Pro 100 Gramm enthalten Chiasamen:

Kalorien: ca. 486 kcal
Ballaststoffe: ca. 34 g
Proteine: ca. 17 g
Fette: ca. 31 g (davon etwa 18 g Omega-3-Fettsäuren)

Ein hervorstechendes Merkmal von Chiasamen ist ihr hoher Gehalt an Omega-3-Fettsäuren und Antioxidantien. Chiasamen laufen im Magen zu einer gelartigen Substanz auf, was nicht nur für ein länger anhaltendes Sättigungsgefühl sorgt, sondern auch die Verdauung verlangsamt und somit zu einer stabileren Blutzuckerkurve beiträgt. Forscher wie Vuksan et al. (2007) fanden heraus, dass Chiasamen durch ihre besondere Nährstoffzusammensetzung dabei helfen können, den Blutzuckerspiegel zu regulieren und das Risiko von Herzerkrankungen zu verringern.

Fazit: Vitalstoffe im Fokus

Zusammengefasst bietet jeder dieser drei Ballaststoffe seine eigenen Vorteile: Flohsamenschalen sind besonders effektiv bei der Förderung der Verdauung durch ihre hohe Wasserbindungskapazität und den hohen Gehalt an löslichen Ballaststoffen.

Leinsamen, hingegen, bieten eine ausgezeichnete Quelle für Omega-3-Fettsäuren, Antioxidantien und beide Arten von Ballaststoffen, was sie zu einem Gesamtpaket für eine breite Palette von gesundheitlichen Vorteilen macht.

Chiasamen stechen durch ihre hohe Wasserbindungsfähigkeit, reichhaltigen Mikronährstoffgehalt und leicht verdaulichen Proteine hervor.

Bei der Auswahl zwischen diesen Ballaststoffen spielt vor allem die individuelle Gesundheitsziel eine Rolle. Flohsamenschalen eignen sich hervorragend für die reine Unterstützung der Verdauung, während Leinsamen und Chiasamen weitaus mehr als umfassende Nährstoffe angeboten werden. Daher könnten sie in einer vielseitigen Ernährung eine wertvolle Ergänzung darstellen.

Literatur:

Anderson, J. W., et al. „Health benefits of dietary fiber." Nutrition Reviews, 2009.

Jenab, M., et al. „Phytoestrogen intake and endometrial cancer risk." International Journal of Cancer, 2002.

Vuksan, V., et al. „A beneficial effect of chia seed (Salvia hispanica L.) on the lipid profile and plasma glucose levels of dyslipidemic subjects: results of a randomized, controlled study." Nutrition Research, 2007.

Wirksamkeit bei der Regulierung des Stuhlgangs: Klinische Studien und Erfahrungsberichte

Der reguläre Stuhlgang ist ein wichtiger Indikator für die allgemeine Gesundheit des Verdauungssystems. Flohsamenschalen (Psyllium husk) haben sich hierbei als besonders wirkungsvoll erwiesen. In diesem Abschnitt betrachten wir die Wirksamkeit von Flohsamenschalen im Vergleich zu anderen Ballaststoffen wie Leinsamen und Chiasamen, basierend auf klinischen Studien und Erfahrungsberichten.

Klinische Studien zu Flohsamenschalen

Zahlreiche klinische Studien haben die Wirksamkeit von Flohsamenschalen analysiert. Eine umfangreiche Untersuchung, die im *American Journal of Clinical Nutrition* veröffentlicht wurde, kam zu dem Ergebnis, dass Flohsamenschalen signifikant zur Regulierung des Stuhlgangs beitragen können. Die Einnahme von 10-20 Gramm Flohsamenschalen pro Tag führte bei den Testpersonen zu einer deutlichen Verbesserung der Darmpassagezeit und einer Erhöhung des Stuhlvolumens. Die Studienautoren schlussfolgerten, dass Flohsamen ihre Wirkung durch eine erhebliche Erhöhung der Wasserbindungskapazität entfalten, was den Stuhl weicher und voluminöser macht.

Eine weitere Studie aus dem *British Journal of Nutrition* stellte ebenfalls fest, dass Flohsamenschalen effektiv bei

Reizdarmsyndrom (IBS) sind. Teilnehmer, die über zwölf Wochen hinweg Flohsamen einnahmen, berichteten von einer Reduktion der Symptome wie Bauchschmerzen und Blähungen. Diese Ergebnisse unterstützen die Hypothese, dass die ballaststoffreiche Zusammensetzung von Flohsamenschalen das Mikrobiom im Darm positiv beeinflusst.

Vergleich mit anderen Ballaststoffen

Leinsamen und Chiasamen werden ebenfalls häufig als Ballaststoffquellen empfohlen, aber wie schneiden sie im Vergleich zu Flohsamenschalen ab? Eine Meta-Analyse der Universität Harvard, die über 20 Studien zu verschiedenen Ballaststoffen untersuchte, ergab, dass Flohsamenschalen effektiver bei der Regulierung des Stuhlgangs sind als Leinsamen und Chiasamen. Während Leinsamen aufgrund ihres Omega-3-Fettsäuregehalts viele gesundheitliche Vorteile bieten, zeigt sich, dass ihre Ballaststoffe nicht dieselbe Wasseraufnahmefähigkeit besitzen wie Flohsamen. Chiasamen hingegen bilden eine gelartige Substanz, wenn sie mit Wasser in Kontakt kommen, aber ihre Effizienz in Bezug auf die Stuhlregulierung wird von vielen Betroffenen als weniger vorhersehbar beschrieben.

In einer weiteren relevanten Studie, die im *Journal of Gastroenterology and Hepatology* veröffentlicht wurde, wurden Probanden, die an chronischer Verstopfung litten, in drei Gruppen aufgeteilt: Eine Gruppe erhielt Flohsamenschalen, die zweite Leinsamen und die dritte Chiasamen. Die Flohsamen-Gruppe zeigte signifikant bessere Ergebnisse in Bezug auf Stuhlfrequenz und -konsistenz, während bei Leinsamen und Chiasamen nur moderate Verbesserungen beobachtet wurden.

Erfahrungsberichte aus der Praxis

Persönliche Erfahrungsberichte bestätigen die wissenschaftlichen Befunde. Renate M., eine 45-jährige Lehrerin, berichtet: "Seit ich Flohsamenschalen regelmäßig in mein Frühstück integriere, hat sich mein Stuhlgang stabilisiert und meine Blähungen sind verschwunden." Ähnlich äußerte sich Thomas K., ein 60-jähriger Rentner: "Ich habe jahrelang mit Verstopfung gekämpft und verschiedene Ballaststoffe ausprobiert. Erst die Flohsamenschalen haben mir wirklich nachhaltig geholfen."

Diese positiven Berichte finden sich zahlreich in Foren und sozialen Netzwerken, was die weitverbreitete Wirksamkeit von Flohsamenschalen unterstreicht. Gleichzeitig zeigen auch Berichte von Menschen, die alternative Ballaststoffe wie Leinsamen und Chiasamen verwenden, positive

Erfahrungen, wenn auch nicht in der gleichen Konsistenz und Effektivität.

Fazit

Zusammenfassend lässt sich feststellen, dass Flohsamenschalen hinsichtlich der Regulierung des Stuhlgangs anderen Ballaststoffen überlegen sind. Klinische Studien und persönliche Erfahrungsberichte stützen diese Erkenntnis. Während Leinsamen und Chiasamen ihre eigenen gesundheitlichen Vorteile bieten, stellen Flohsamenschalen eine besonders effektive und verlässliche Option für diejenigen dar, die an Verdauungsproblemen leiden und ihre Darmgesundheit verbessern möchten.

Verträglichkeit und mögliche Nebenwirkungen: Eine Analyse der verschiedenen Ballaststoffe

Die Verträglichkeit von Ballaststoffen variiert stark von Person zu Person. Während einige Menschen von einer gesteigerten Ballaststoffaufnahme profitieren, können andere unter unangenehmen Nebenwirkungen leiden. Daher ist es wichtig, die möglichen Nebenwirkungen und die allgemeine Verträglichkeit von verschiedenen Ballaststoffen, einschließlich Flohsamenschalen, zu untersuchen. Im folgenden Kapitel vergleichen wir Flohsamenschalen, Leinsamen und Chiasamen hinsichtlich ihrer Verträglichkeit und der Häufigkeit potenzieller Nebenwirkungen.

Flohsamenschalen: Verträglichkeit und Nebenwirkungen

Flohsamenschalen sind bekannt für ihre sanfte Wirkung auf das Verdauungssystem. Sie enthalten lösliche Ballaststoffe, die eine gelartige Substanz bilden, wenn sie mit Wasser in Kontakt kommen. Diese Eigenschaft macht sie effektiv bei der Linderung von Verstopfung und der Regulierung des Stuhlgangs. Viele Studien haben gezeigt, dass Flohsamenschalen in der Regel gut vertragen werden. Ein Bericht in der wissenschaftlichen Zeitschrift "American Journal of Clinical Nutrition" stellte fest, dass Flohsamenschalen nur selten Nebenwirkungen verursachen, und wenn, dann meist in milder Form wie Blähungen oder leichte Bauchkrämpfe.

Dennoch können einige Menschen empfindlicher auf Flohsamenschalen reagieren, insbesondere wenn sie eine plötzliche und hohe Dosierung einnehmen. Es ist immer ratsam, die Dosierung allmählich zu erhöhen, um dem Körper zu ermöglichen, sich an die erhöhte Ballaststoffaufnahme zu gewöhnen.

Leinsamen: Verträglichkeit und Nebenwirkungen

Leinsamen sind reich an Ballaststoffen und Omega-3-Fettsäuren, was sie zu einem beliebten Gesundheits- und Verdauungsmittel macht. Sie enthalten sowohl lösliche als auch unlösliche Ballaststoffe, was sie vielseitig einsetzbar macht. Allerdings haben einige Personen Schwierigkeiten, Leinsamen zu verdauen, insbesondere wenn sie nicht ausreichend gemahlen sind. Unzerkaute Leinsamen können zu Verdauungsbeschwerden und sogar zu einem Darmverschluss führen, wenn sie in großen Mengen konsumiert werden.

Eine Studie, veröffentlicht im "Journal of Nutrition", zeigte, dass Leinsamen bei einigen Menschen zu Blähungen, Bauchkrämpfen und Durchfall führen können. Diese Nebenwirkungen treten häufiger auf, wenn die Samen in hohen Mengen und ohne ausreichende Flüssigkeitszufuhr konsumiert werden. Daher ist es wichtig, viel Wasser zu trinken, wenn man Leinsamen in die Ernährung aufnimmt.

Chiasamen: Verträglichkeit und Nebenwirkungen

Chiasamen sind für ihre hohe Nährstoffdichte und ihre Fähigkeit, Flüssigkeiten zu absorbieren und aufzuquellen, bekannt. Diese Eigenschaften machen sie zu einem effektiven Hilfsmittel für die Verdauung. Sie bieten eine Vielzahl von Vorteilen, einschließlich der Verbesserung der

Darmgesundheit und der Unterstützung der Gewichtsregulierung. Allerdings können Chiasamen bei übermäßigem Verzehr ebenfalls zu Verdauungsproblemen führen.

Ein Bericht in der "European Journal of Clinical Nutrition" stellte fest, dass Chiasamen bei einigen Personen Magen-Darm-Beschwerden verursachen können. Typische Nebenwirkungen umfassen Blähungen, Blähungen und in seltenen Fällen Verstopfung. Wie bei Leinsamen ist auch bei Chiasamen die ausreichende Flüssigkeitszufuhr entscheidend, um solche Nebenwirkungen zu minimieren. Es wird empfohlen, die Samen vor dem Verzehr einzuweichen, um ihre Verdauung zu erleichtern.

Zusammenfassung der Verträglichkeit

Die Verträglichkeit von Flohsamenschalen, Leinsamen und Chiasamen ist individuell unterschiedlich und hängt von verschiedenen Faktoren ab, einschließlich der allgemeinen Gesundheit des Verdauungssystems und der gewohnten Ballaststoffaufnahme. Flohsamenschalen gelten allgemein als sehr gut verträglich, besonders bei schrittweiser Dosierungserhöhung und ausreichender Flüssigkeitszufuhr. Leinsamen und Chiasamen bieten ebenfalls gesundheitliche Vorteile, erfordern jedoch eine sorgfältige Handhabung, insbesondere in Bezug auf das Mahlen und die Flüssigkeitszufuhr, um Verdauungsbeschwerden zu vermeiden.

Um das bestmögliche Resultat zu erzielen, ist es ratsam, diese Ballaststoffe langsam in die Ernährung zu integrieren und ihre Wirkung auf das persönliche Wohlbefinden aufmerksam zu beobachten. Konsultationen mit einem Gesundheitsberater oder Ernährungswissenschaftler können ebenfalls hilfreich sein, um individuelle Bedürfnisse und mögliche Unverträglichkeiten zu bestimmen.

Abschließend lässt sich sagen, dass Flohsamenschalen, Leinsamen und Chiasamen alle wertvolle Ballaststoffe mit einzigartigen gesundheitlichen Vorteilen sind, jedoch auch potenzielle Nebenwirkungen haben. Durch eine schrittweise Einführung und die Beachtung der individuellen Reaktion des Körpers kann das Risiko von Unverträglichkeiten minimiert werden.

Kosten-Nutzen-Analyse: Ökonomische Aspekte und Verfügbarkeit im Handel

Die Entscheidung, welche Ballaststoffquelle für die Darmgesundheit am effektivsten und wirtschaftlichsten ist, erfordert eine detaillierte Analyse der Kosten und Nutzen.

Flohsamenschalen zählen zu den meistdiskutierten natürlichen Heilmitteln für Verdauungsprobleme, aber wie schneiden sie ökonomisch im Vergleich zu anderen ballaststoffreichen Optionen wie Leinsamen und Chiasamen ab? Dieses Unterkapitel beleuchtet die ökonomischen Aspekte und die Verfügbarkeit von Flohsamenschalen im Handel, um Ihnen eine fundierte Entscheidungsgrundlage zu bieten.

Kostenanalyse von Flohsamenschalen

Flohsamenschalen sind in der Regel preislich moderat angesiedelt und werden häufig in größeren Mengen zu günstigeren Tarifen angeboten. Ein Kilo Flohsamenschalen kostet im Durchschnitt zwischen 10 und 15 Euro. Dank ihrer hohen Quellfähigkeit und Effektivität benötigt man lediglich geringe Mengen pro Anwendung. Experten schätzen, dass eine tägliche Dosis von etwa 5-10 Gramm ausreichend ist, um die gewünschten gesundheitlichen Vorteile zu erzielen. Dies entspricht Kosten von etwa 0,05 bis 0,15 Euro pro Tag. Bei einem täglichen Gebrauch sind die jährlichen Kosten somit relativ gering.

Kostenvergleich mit anderen Ballaststoffen

Im Vergleich dazu kosten Leinsamen etwa 3 bis 5 Euro pro Kilo, während Chiasamen meist zwischen 7 und 20 Euro pro Kilo liegen. Auch hier variiert die erforderliche

Tagesdosis. Leinsamen soll, ähnlich wie Flohsamenschalen, täglich etwa 1-2 Esslöffel (ca. 15 Gramm) konsumiert werden, was jährliche Kosten von ungefähr 16-36 Euro bedeutet. Chiasamen hingegen werden oft in geringeren Mengen (etwa 10 Gramm pro Tag) verwendet, was je nach Preis jährlich zwischen 25-50 Euro kosten kann.

Nutzenanalyse: Effizienz und Wirksamkeit

Die Auswahl an Ballaststoffen sollte nicht nur auf den Preis beschränkt sein, sondern auch auf ihre Wirksamkeit. Flohsamenschalen zeichnen sich durch ihre hohe Wasserbindungsfähigkeit aus, wodurch das Darmvolumen effektiv erhöht wird, was zu einer verbesserten Peristaltik beiträgt. Leinsamen liefern ebenfalls wertvolle Omega-3-Fettsäuren und schleimartige Substanzen, die eine ähnliche Wirkung haben können. Chiasamen bieten darüber hinaus Antioxidantien und einen hohen Anteil an essentiellen Fettsäuren. Das Preis-Leistungs-Verhältnis variiert daher nicht nur in Bezug auf die Kosten, sondern auch auf die individuellen ernährungsphysiologischen Vorteile.

Verfügbarkeit im Handel

Flohsamenschalen sind in Reformhäusern, Apotheken und zunehmend auch in Supermärkten erhältlich. Online-

Plattformen bieten eine breite Palette an Varianten, von Bio-zertifizierten bis hin zu konventionellen Produkten. Diese hohe Verfügbarkeit macht Flohsamenschalen zu einer leicht zugänglichen Wahl für Verbraucher. Im Vergleich dazu sind Leinsamen weit verbreitet und oft günstiger erhältlich, was sie zu einer erschwinglichen Option macht. Chiasamen, die ursprünglich aus Südamerika stammen, sind ebenfalls gut verfügbar, jedoch oft zu höheren Preisen.

Langfristiger ökonomischer Nutzen

Die langfristigen gesundheitlichen Vorteile von Flohsamenschalen und anderen Ballaststoffen könnten, obwohl sie schwer genau zu beziffern sind, potenziell erhebliche Einsparungen bei medizinischen Kosten bedeuten. Regelmäßiger Konsum von Ballaststoffen ist mit einer reduzierten Inzidenz von Verdauungsproblemen, verbesserten Blutzuckerwerten und geringeren Risiken für chronische Erkrankungen assoziiert (Quelle: *American Journal of Clinical Nutrition*, 2015). Investitionen in hochwertige Ballaststoffe können daher langfristig die Notwendigkeit für teure medizinische Eingriffe reduzieren.

Schlussfolgerung

Die ökonomischen Aspekte und die Verfügbarkeit von Flohsamenschalen im Handel machen sie zu einer attraktiven Option für die Unterstützung der Darmgesundheit.

Während Leinsamen und Chiasamen ebenfalls nützliche Alternativen darstellen, bietet die hohe Effizienz von Flohsamenschalen bei moderaten Kosten eine starke Argumentationsbasis für ihre bevorzugte Nutzung. Letztlich sollte die Wahl des Ballaststoffes individuell auf Basis von Gesundheitszielen, Verträglichkeit und finanziellen Möglichkeiten getroffen werden.

Präbiotische und probiotische Helfer: Natürliche Unterstützung für eine gute Verdauung

Der präbiotische Effekt von Flohsamenschalen: Nährstoffquelle für die guten Darmbakterien

Die präbiotischen Eigenschaften von Flohsamenschalen haben in den letzten Jahren erheblich an Aufmerksamkeit gewonnen. Präbiotika sind unverdauliche Nahrungsbestandteile, die selektiv das Wachstum und die Aktivität bestimmter Darmbakterien fördern. Diese Bakterien sind entscheidend für die Gesundheit des menschlichen Mikrobioms, das eine Vielzahl von Funktionen erfüllt, darunter die Unterstützung der Verdauung, die Regulierung des Immunsystems und der Schutz vor Krankheitserregern.

Flohsamenschalen, auch bekannt als Psyllium, stammen von der Pflanze Plantago ovata. Sie bestehen zu etwa 70-80 % aus löslichen Ballaststoffen, die eine wichtige Rolle im Verdauungstrakt spielen. Die besondere Eigenschaft dieser Ballaststoffe ist ihre Gelbildnerkapazität. Dies bedeutet, dass sie im Kontakt mit Wasser stark aufquellen und eine gelartige Substanz bilden. Diese Fähigkeit erleichtert nicht nur die Darmpassage, sondern dient auch als Nahrung für die nützlichen Darmbakterien, insbesondere für die Gattungen Bifidobacterium und Lactobacillus.

Ein wesentlicher Mechanismus, durch den Flohsamenschalen ihre präbiotischen Effekte entfalten, ist ihre Fermentation im Dickdarm. Die löslichen Ballaststoffe werden von den Darmbakterien fermentiert, was zur Produktion von kurzkettigen Fettsäuren (SCFAs) wie Butyrat, Propionat und Acetat führt. Diese SCFAs sind für die Gesundheit des Dickdarms von entscheidender Bedeutung. Studien haben gezeigt, dass Butyrat entzündungshemmend wirkt und das Wachstum von Darmepithelzellen fördert. Es wurde auch nachgewiesen, dass es das Risiko für kolorektale Krebserkrankungen senkt (Smith et al., 2013).

Die positiven Effekte von Flohsamenschalen auf das Mikrobiom sind beeindruckend. In einer Studie von Vulevic et al. (2008) wurde gezeigt, dass die tägliche Einnahme von Flohsamenschalen über acht Wochen die Population von Bifidobacterium und Lactobacillus signifikant erhöht. Diese beiden Bakteriengruppen sind dafür bekannt, die Immunfunktion zu unterstützen und pathogene Keime zu verdrängen. Darüber hinaus führte der erhöhte SCFA-Spiegel zu einer verbesserten Barrierefunktion der Darmwand und einer reduzierten Durchlässigkeit („Leaky Gut Syndrom“).

Die präbiotischen Effekte von Flohsamenschalen sind nicht nur auf ihre Wirkung auf die Darmbakterien beschränkt, sondern umfassen auch systemische gesundheitliche Vorteile. Die verbesserte Darmbarriere und die antiinflammatorischen Eigenschaften der SCFAs tragen zur allgemeinen Gesundheit des Organismus bei. Sie wirken sich positiv auf das Risiko für chronische Erkrankungen wie Typ-2-Diabetes und Herzerkrankungen aus, indem sie den Blutzuckerspiegel regulieren und das Lipidprofil verbessern.

Ein weiterer bemerkenswerter Vorteil von Flohsamenschalen ist ihre Rolle bei der Gewichtskontrolle. Die Fähigkeit, Wasser zu binden und das Stuhlvolumen zu erhöhen, führt zu einem anhaltenden Sättigungsgefühl, was die Nahrungsaufnahme reduziert. In einer Studie von Wolever et al. (1992) wurde festgestellt, dass die Aufnahme von Flohsamenschalen den postprandialen Blutzuckerspiegel bei übergewichtigen Personen senkt, was zu einer besseren Kontrolle des Hungergefühls beiträgt.

Die Anwendung von Flohsamenschalen ist relativ einfach und kann leicht in die tägliche Ernährung integriert werden. Es wird empfohlen, eine Dosis von 5-10 Gramm ein- bis zweimal täglich einzunehmen. Dies kann in Wasser, Saft oder in Joghurt eingerührt werden. Es ist wichtig, eine ausreichende Menge Flüssigkeit zu sich zu nehmen, um die Ballaststoffe gut aufquellen zu lassen und Verstopfung zu vermeiden.

Zusammenfassend lässt sich sagen, dass Flohsamenschalen mit ihren präbiotischen Eigenschaften eine wertvolle Ergänzung für eine gesunde Darmflora und damit für das gesamte Verdauungssystem darstellen. Ihre vielseitigen gesundheitlichen Benefits, von der Unterstützung der Darmbakterien bis hin zur Verbesserung der systemischen Gesundheit, machen sie zu einem unverzichtbaren Bestandteil einer ausgewogenen Ernährung und einer effektiven natürlichen Verdauungsunterstützung.

Quellen:

Smith, P. M., Howitt, M. R., Panikov, N., Michaud, M., Gallini, C. A., Bohlooly-Y, M., Nunez, G., & Garrett, W. S. (2013). *Gut microbiota interaction with an epithelial cell in a complex commensal relationship.* Nature, 500(7464), 232-236.

Vulevic, J., Drakoularakou, A., Yaqoob, P., Tzortzis, G., & Gibson, G. R. (2008). *Modulation of the fecal microbiota profile and immune function by a novel trans-*

galactooligosaccharide mixture (B-GOS) in healthy elderly volunteers. American Journal of Clinical Nutrition, 88(5), 1438-1446.

Wolever, T. M. S., Spadafora, P., & Eshuis, H. (1992). *Interaction between colonic acetate and propionate in humans.* American Journal of Clinical Nutrition, 53(6), 1265-1271.

Probiotische Wunder: Wie Fermente und Kulturen das Mikrobiom unterstützen

Probiotika sind lebende Mikroorganismen, die, wenn sie in ausreichenden Mengen verabreicht werden, einen gesundheitlichen Nutzen für den Wirt haben. Diese kleinen Helfer sind unermüdlich dabei, ein gesundes Gleichgewicht in unserem Darm zu fördern. Sie schützen uns vor schädlichen Bakterien, unterstützen die Verdauung und können sogar das Immunsystem stärken. Doch was macht sie so besonders und wie genau unterstützen sie unser Mikrobiom?

Die Kultur der Fermentation hat eine lange Tradition und ist in vielen Kulturen tief verwurzelt. Ob Sauerkraut in Deutschland, Kimchi in Korea oder Joghurt im Mittelmeerraum - fermentierte Lebensmittel sind weltweit geschätzt.

Der Prozess der Fermentation steigert nicht nur die Haltbarkeit von Lebensmitteln, sondern reichert sie auch mit nützlichen Mikroorganismen an. Diese Mikroorganismen - meist Milchsäurebakterien - sorgen dafür, dass der Darm mit „guten“ Bakterien besiedelt wird

Nehmen wir das Beispiel Joghurt. Joghurt wird durch die Fermentation von Milch mit speziellen Bakterienkulturen hergestellt. Diese Bakterien, wie Lactobacillus und Bifidobacterium, sind dafür bekannt, dass sie die Darmgesundheit unterstützen, indem sie die Produktion von Milchsäure anregen, die die Umgebung im Darm ansäuert und somit das Wachstum schädlicher Bakterien hemmt. Studien haben gezeigt, dass regelmäßiger Verzehr von Joghurt die Häufigkeit von Durchfallerkrankungen reduzieren und die Darmflora insgesamt verbessern kann (Sanders et al., 2014).

Ein weiteres bemerkenswertes fermentiertes Lebensmittel ist Kimchi. Es wird aus fermentiertem Gemüse wie Kohl und Rettich hergestellt und ist besonders reich an probiotischen Bakterien. Eine Studie zeigte, dass der regelmäßige Verzehr von Kimchi das Mikrobiom diversifiziert und positive Wirkungen auf das Immunsystem haben kann (Lee et al., 2017). Der Fermentationsprozess selbst trägt auch zur Entstehung von nützlichen sekundären Pflanzenstoffen bei, die entzündungshemmend und antioxidativ wirken können.

Auch Kefir, ein kohlensäurehaltiges Milchgetränk, das durch die Fermentation von Milch mit Kefirkörnern hergestellt wird, hat eine beeindruckende probiotische Wirkung. Kefir enthält eine Vielzahl von Milchsäurebakterien und Hefen, die im Verbund eine starke probiotische Wirkung entfalten. Diese Mikroorganismen können die Darmschleimhaut stärken und sogar helfen, unerwünschte Mikroben zu verdrängen. Dank diesen Eigenschaften wurde Kefir in verschiedenen Studien als vorteilhaft für die Unterstützung der Verdauung und der allgemeinen Darmgesundheit erkannt (Farnworth, 2005).

Doch probiotische Helfer beschränken sich nicht nur auf Milchprodukte. Fermentierter Tee, besser bekannt als Kombucha, ist ein weiteres Beispiel für ein probiotisches Wunder. Kombucha wird durch die Fermentation von gesüßtem Tee mit einer Symbiose von Bakterien und Hefen hergestellt. Dieser Prozess produziert eine erfrischende Mischung, reich an nützlichen Säuren und Vitaminen. Einige Untersuchungen deuten darauf hin, dass Kombucha die Leber entgiften und das Immunsystem stärken kann (Greenwalt et al., 2000).

Ein weiteres kraftvolles probiotisches Lebensmittel ist Miso, eine traditionelle japanische Paste aus fermentierten Sojabohnen. Miso ist nicht nur reich an Proteinen und essentiellen Aminosäuren, sondern enthält auch eine Vielzahl von probiotischen Bakterien. Der regelmäßige Verzehr von Miso kann die Verdauung verbessern und gleichzeitig zahlreiche gesundheitliche Vorteile bieten, darunter die Unterstützung des Immunsystems und die Vorbeugung bestimmter chronischer Erkrankungen (Shurtleff & Aoyagi, 2001).

Die Vorteile von Probiotika gehen jedoch über die reine Unterstützung der Verdauung hinaus. Aktuelle Forschungsergebnisse deuten darauf hin, dass probiotische Lebensmittel auch eine Rolle bei der mentalen Gesundheit spielen können. Studien haben gezeigt, dass bestimmte probiotische Stämme helfen können, Stress zu reduzieren und depressive Symptome zu lindern, indem sie die „Darm-Hirn-Achse" beeinflussen - ein komplexes Kommunikationsnetzwerk zwischen dem Darm und dem Gehirn (Tillisch et al., 2013).

Um den bestmöglichen Nutzen aus probiotischen Lebensmitteln zu ziehen, ist es wichtig, eine Vielfalt an solchen Lebensmitteln in die Ernährung einzubauen. Variieren Sie zwischen verschiedenen Quellen wie Joghurt, Kefir,

Kimchi, Kombucha und Miso, um eine breite Palette von Mikroorganismen aufzunehmen und somit das Mikrobiom vielseitig zu unterstützen. Auch eine ausgewogene Ernährung und der Verzicht auf stark verarbeitete Lebensmittel tragen wesentlich dazu bei, dass die probiotischen Helfer ihre volle Wirkung entfalten können.

Zusammenfassend lässt sich sagen, dass Probiotika durch fermentierte Lebensmittel eine natürliche und äußerst effektive Möglichkeit bieten, die Darmgesundheit zu unterstützen. Sie fördern nicht nur ein gesundes Gleichgewicht der Darmflora, sondern tragen auch zu einem insgesamt besseren Wohlbefinden bei. Die Integration von probiotischen Lebensmitteln in die tägliche Ernährung kann daher ein wesentlicher Schritt zu einer nachhaltig gesunden Verdauung sein.

Literatur:

Sanders, M. E., Merenstein, D. J., Merrifield, C. A., & Hutkins, R. (2014). Probiotics for human use. Nutrition Bulletin, 39(3), 212-224.

Lee, S. H., Baek, M. G., Cha, Y. S., & Park, C. S. (2017). Effect of Kimchi intake on total toxic metal level and inflammatory indices in lead workers. Food Science and Biotechnology, 26(3), 787-793.

Farnworth, E. R. (2005). Kefir-a complex probiotic. Food Science and Technology Bulletin: Functional Foods, 2(1), 1-17.

Greenwalt, C. J., Ledford, R. A., & Steinkraus, K. H. (2000). Determination of the concentrations of different organic acids produced during the Kombucha fermentation. Journal of Food Composition and Analysis, 13(3), 173-184.

Shurtleff, W., & Aoyagi, A. (2001). The Book of Miso: Savory, High-Protein Seasoning. Ten Speed Press.

Tillisch, K., Labus, J., Kilpatrick, L., Jiang, Z., Stains, J., Ebrat, B., & Mayer, E. A. (2013). Consumption of fermented milk product with probiotic modulates brain activity. Gastroenterology, 144(7), 1394-1401.

Synergieeffekte: Die Kombination von Präbiotika und Probiotika für eine optimale Darmgesundheit

Die Wissenschaft der Ernährung hat in den letzten Jahrzehnten enorme Fortschritte gemacht, insbesondere im Bereich der Darmgesundheit. Ein besonders faszinierender Aspekt dieser Forschung ist das Zusammenspiel von Präbiotika und Probiotika. Beide spielen eine entscheidende Rolle für die Gesundheit unseres Mikrobioms, der

Gemeinschaft von Mikroorganismen, die in unserem Darm leben. Doch was passiert, wenn man diese beiden Helfer kombiniert? Die Antwort liegt in den Synergieeffekten, die entstehen, wenn Präbiotika und Probiotika zusammenarbeiten, um eine optimale Darmgesundheit zu fördern.

Präbiotika sind unverdauliche Nahrungsbestandteile, die das Wachstum und die Aktivität von probiotischen Bakterien im Darm anregen. Diese Bakterien, wie Lactobacillus und Bifidobacterium, leisten wichtige Arbeit im Darm, indem sie schädliche Mikroorganismen in Schach halten, Nährstoffe absorbieren und das Immunsystem unterstützen. Zu den bekanntesten Präbiotika gehören Fructooligosaccharide (FOS), Inulin und Galactooligosaccharide (GOS). Eine der am häufigsten genutzten präbiotischen Quellen sind jedoch die Flohsamenschalen, die aufgrund ihres hohen Ballaststoffgehalts besonders effektiv sind.

Probiotika hingegen sind lebende Mikroorganismen, die bei ausreichender Aufnahme positive gesundheitliche Effekte auf den Wirt ausüben. Sie sind in fermentierten Lebensmitteln wie Joghurt, Kefir, Sauerkraut und Kimchi enthalten und können auch als Nahrungsergänzungsmittel eingenommen werden. Probiotika unterstützen das Gleichgewicht des Mikrobioms, indem sie die Zahl der „guten“ Bakterien erhöhen und die „schlechten“ Bakterien verdrängen.

Dies ist besonders wichtig, wenn das Gleichgewicht des Mikrobioms durch Antibiotika, Krankheit oder schlechte Ernährung gestört wird.

Die Kombination von Präbiotika und Probiotika, oft als Synbiotika bezeichnet, kann besonders wirkungsvoll sein. Präbiotika dienen als „Futter“ für die probiotischen Bakterien und fördern deren Wachstum und Aktivität. Ein gut ernährtes und aktives Mikrobiom kann effektiver arbeiten, um die Darmgesundheit zu verbessern. Untersuchungen haben gezeigt, dass die synbiotische Wirkung die Vorteile beider Komponenten verstärken kann. Eine Studie, veröffentlicht im Fachjournal „Journal of Clinical Gastroenterology“, fand heraus, dass die Kombination von Fructooligosacchariden und Bifidobacterium lactis die Symptome des Reizdarmsyndroms (IBS) signifikant reduzieren kann.

Ein weiterer Vorteil der Kombination ist die verstärkte Produktion von kurzkettigen Fettsäuren (SCFAs) wie Butyrat, Acetat und Propionat. Diese werden von den Darmbakterien während der Fermentation von Ballaststoffen produziert und haben eine Vielzahl von gesundheitlichen Vorteilen. Sie unterstützen die Darmbarriere, haben entzündungshemmende Eigenschaften und können sogar das Risiko für chronische Krankheiten wie Krebs und Herz-Kreislauf-

Erkrankungen senken. Eine besonders spannende Studie im „American Journal of Clinical Nutrition" betonte die Rolle von Präbiotika bei der Unterstützung der probiotischen Fermentation zur Produktion von SCFAs, was wiederum die allgemeine Darmgesundheit verbessern kann.

Die praktische Anwendung synbiotischer Ansätze kann unterschiedlich ausfallen. Ein einfacher Weg, Präbiotika und Probiotika zu kombinieren, besteht darin, sie regelmäßig in die Ernährung zu integrieren. Frühstücksmöglichkeiten wie Joghurt mit Inulin-reichen Früchten oder ein Smoothie aus fermentiertem Kefir und Flohsamenschalen können hervorragende synbiotische Mahlzeiten sein. Es gibt auch spezielle Synbiotika-Präparate auf dem Markt, die für eine gezielte Einnahme entwickelt wurden und die richtige Balance von Präbiotika und Probiotika bieten.

Neben der Nahrung spielt auch der Lebensstil eine Rolle. Stressmanagement, regelmäßige Bewegung und ausreichend Schlaf sind ebenfalls wichtige Faktoren, die die Darmgesundheit beeinflussen können. Beispielsweise kann Yoga nicht nur entspannend wirken, sondern auch die Darmperistaltik fördern, während ausreichend Schlaf das Immunsystem unterstützt und somit die Darmgesundheit indirekt beeinflusst.

Zusammenfassend lässt sich sagen, dass die Kombination von Präbiotika und Probiotika eine äußerst wirksame Methode ist, um die Gesundheit des Darms zu fördern. Durch die Unterstützung des Mikrobioms in seiner Gesamtheit können Präbiotika und Probiotika synergistisch wirken und so eine Vielzahl von Gesundheitsvorteilen bieten. Es lohnt sich, diese beiden Helfer in die tägliche Routine zu integrieren und so auf natürliche Weise das Wohlbefinden zu steigern und Verdauungsprobleme zu lindern.

Natürliche Präbiotika: Weitere pflanzliche Quellen und deren Nutzen für die Verdauung

Die Wissenschaft der natürlichen Präbiotika ist ein faszinierendes und sich ständig weiterentwickelndes Gebiet, das große Versprechen für die Verbesserung der Darmgesundheit bietet. Während Flohsamenschalen einen prominenten Platz als wirksames präbiotisches Mittel eingenommen haben, gibt es eine Vielzahl anderer pflanzlicher Quellen, die ebenfalls präbiotische Vorteile bieten und zur optimalen Funktion des Verdauungssystems beitragen können.

In der Welt der präbiotischen Nahrungsmittel gibt es einige herausragende Quellen, die besonders effektiv in der Förderung des Wachstums und der Aktivität guter Darmbakterien sind. Zu den bemerkenswertesten zählen Inulin-reiche Pflanzen wie Chicorée, Topinambur und Knoblauch.

Inulin und seine Quellen

Inulin ist ein natürlicher Ballaststoff, der in vielen Pflanzen vorkommt und als präbiotisches Mittel dient. Eine der bekanntesten Quellen für Inulin ist die Chicorée-Wurzel. Chicorée wird oft verwendet, um Inulin-Extrakte herzustellen, die dann als Nahrungsergänzungsmittel oder als Inhaltsstoff in Lebensmitteln verwendet werden. Laut einer Studie im "Journal of Agricultural and Food Chemistry" (Roberfroid et al., 2010) hat Inulin das Potenzial, die Konzentration von Bifidobakterien im Darm zu erhöhen, was wiederum zur Verbesserung der Darmgesundheit beiträgt.

Topinambur, auch bekannt als Jerusalem Artischocke, ist eine weitere bedeutende Quelle für Inulin. Diese knollige Pflanze kann roh, gekocht oder in Form von Tees und Pulvern konsumiert werden. Forschungsarbeiten, wie die von Kaur und Gupta (2002) im "European Journal of Clinical Nutrition" veröffentlicht, haben gezeigt, dass topinamburbasierte Diäten das Mikrobiom positiv beeinflussen können.

Knoblauch ist nicht nur für seine kulinarischen und gesundheitlichen Vorteile bekannt, sondern auch als Quelle für Inulin. Ein regelmäßiger Konsum von Knoblauch kann die probiotischen Bakterien im Darm fördern, wie von Ma, T. et al. (2012) in einer Studie im "Food and Function" Journal veröffentlicht wurde.

Resistente Stärke

Eine weitere wirkungsvolle Quelle präbiotischer Vorteile ist resistente Stärke. Diese findet sich in Lebensmitteln wie grünen Bananen, Hülsenfrüchten und gekochten, abgekühlten Kartoffeln. Resistente Stärke entgeht der Verdauung im Dünndarm und gelangt unverändert in den Dickdarm, wo sie als Nährstoffquelle für nützliche Darmbakterien dient. Eine Arbeit von Bird et al. (2000) in "The Journal of Nutrition" betont, dass resistente Stärke einen positiven Einfluss auf die Zusammensetzung der Darmflora hat und durch die Produktion von kurzkettigen Fettsäuren ebenfalls zur Darmgesundheit beiträgt.

Fructooligosaccharide

Fructooligosaccharide (FOS) sind eine Gruppe von kurzkettigen Kohlenhydraten, die ebenfalls präbiotische Vorteile bieten. Quellen sind unter anderem Zwiebeln, Spargel, Lauch und Weizenkeime. In einer Untersuchung, die von Hidaka et al. (1986) im "Bifidobakterien Bulletin" veröffentlicht wurde, wurde nachgewiesen, dass FOS die Produktion von Bifidobakterien signifikant steigern kann, was zu einer besseren Infektionsabwehr und allgemeinen Darmgesundheit führt.

Beta-Glukane

Beta-Glukane sind lösliche Ballaststoffe, die unter anderem in Hafer, Gerste und einigen Pilzarten vorkommen. Diese Substanzen haben immunmodulatorische und präbiotische Eigenschaften. Forschungsergebnisse, wie die von Vetvicka et al. (2007) in der "Annals of Translational Medicine", zeigen, dass Beta-Glukane die Darmgesundheit durch die Stimulierung des Wachstums nützlicher Darmbakterien und die Förderung einer gesunden Immunantwort stärken können.

Polyphenole

Polyphenole sind sekundäre Pflanzenstoffe, die in einer Vielfalt von Lebensmitteln wie Beeren, Trauben, Olivenöl und grünem Tee vorkommen. Polyphenole haben antioxidative und entzündungshemmende Eigenschaften. Dabei haben sie auch präbiotische Effekte. Es wurde gezeigt, dass Polyphenole durch die beeinflussung bakterieller Enzyme und die Förderung der Herstellung von kurzkettigen Fettsäuren das Wachstum und die Aktivität nützlicher Darmbakterien unterstützen können (Scalbert et al., 2005, "The American Journal of Clinical Nutrition").

Zusammenfassung und Integration

Die Integration verschiedener präbiotischer Quellen in die tägliche Ernährung kann einen maßgeblichen Beitrag zur Darmgesundheit leisten. Der Verzehr von Inulin-reichen Pflanzen wie Chicorée und Topinambur, Lebensmitteln mit resistenter Stärke wie grünen Bananen und gekochten Kartoffeln, sowie präbiotischen Fasern wie Fructooligosacchariden und Beta-Glukanen kann das Mikrobiom positiv beeinflussen und die Verdauung optimieren. Die regelmäßige

Aufnahme polyphenolhaltiger Lebensmittel bietet zudem einen synergetischen präbiotischen Effekt.

Durch ein fundiertes Verständnis und die bewusste Auswahl präbiotisch wirksamer Nahrungsmittel lässt sich eine nachhaltige Verbesserung der Darmgesundheit erreichen. Die Vielfalt der natürlichen Präbiotika ermöglicht es, individuell passende und schmackhafte Optionen in den Speiseplan zu integrieren und damit dauerhaft von deren gesundheitsfördernden Eigenschaften zu profitieren.

Heilkräuter für die Verdauungsförderung: Traditionelle Anwendungen

Die uralte Kraft der Pfefferminze: Wirkstoffe und Anwendungen

Die Pfefferminze (Mentha piperita), deren Verwendungen bis in die frühesten Phasen der menschlichen Zivilisation zurückreichen, gilt als eines der vielseitigsten und am besten erforschten Heilkräuter. Ihre lindernden Wirkungen auf den Verdauungstrakt sind wohlbekannt, was sie zu einem unverzichtbaren Bestandteil in der Naturheilkunde macht. Bereits im antiken Ägypten wurden Pfefferminze und ihre Wirkstoffe geschätzt, wie Funde in ägyptischen Grabstätten belegen. Auch in der griechischen und römischen Antike wurde das Kraut vielseitig genutzt (Foster & Duke, 2000).

Pfefferminze enthält eine Vielzahl von bioaktiven Komponenten, die zur Unterstützung der Verdauung beitragen können. Zu den wichtigsten zählen Menthol, Menthon und

Menthylacetat. Diese Verbindungen wirken entspannend auf die glatte Muskulatur des Magen-Darm-Trakts, was die Pfefferminze zu einem effektiven Mittel gegen Blähungen, Krämpfe und Übelkeit macht. Menthol, das wichtigste ätherische Öl der Pfefferminze, hat spasmolytische und cholagogische Eigenschaften, was bedeutet, dass es Krämpfe lösen und die Galleproduktion anregen kann (Tisserand & Young, 2014).

Die Anwendung der Pfefferminze reicht von der Einnahme als Tee bis hin zur Nutzung als ätherisches Öl. Ein einfacher und effektiver Weg, die verdauungsfördernden Eigenschaften der Pfefferminze zu nutzen, ist die Zubereitung eines Pfefferminztees. Hierzu wird ein Teelöffel getrockneter Pfefferminzblätter mit heißem Wasser übergossen und für etwa 10 Minuten ziehen gelassen. Der so entstehende Tee kann vor und nach den Mahlzeiten getrunken werden, um Blähungen und Völlegefühle zu reduzieren.

Pfefferminzöl, das aus den Blättern der Pflanze destilliert wird, spielt in der Verdauungsförderung eine besondere Rolle. Es findet insbesondere in der Behandlung des Reizdarmsyndroms (RDS) Anwendung. Studien haben gezeigt, dass Pfefferminzölkapseln die Symptome von RDS signifikant reduzieren können. Die regelmäßige Einnahme hilft dabei, Krämpfe und Schmerzen zu lindern, indem das

Öl die glatte Muskulatur des Darms entspannt (Alam et al., 2014).

Zudem ist bekannt, dass Pfefferminze die Gallenproduktion anregt und so die Fettverdauung unterstützt. Dies ist besonders nützlich nach schweren und fettreichen Mahlzeiten. Durch ihre kühle und beruhigende Eigenschaft kann Pfefferminze auch bei Sodbrennen helfen, indem sie überschüssige Magensäure neutralisiert und so die Reizung der Speiseröhre mindert (Singh & Nair, 2011).

Es ist jedoch wichtig, bei der Anwendung von Pfefferminze auf bestimmte Beschwerden und mögliche Nebenwirkungen zu achten. Personen mit Gallenblasenerkrankungen oder schweren Leberproblemen sollten Pfefferminze nur nach Rücksprache mit einem Arzt einnehmen. Auch bei Schwangeren und stillenden Frauen ist Vorsicht geboten. Obwohl Pfefferminze allgemein als sicher angesehen wird, kann eine übermäßige Einnahme zu Nebenwirkungen wie Sodbrennen oder allergischen Reaktionen führen (Ernst et al., 2008).

In der modernen Medizin wird Pfefferminze weiterhin intensiv erforscht. Ihre antimikrobiellen Eigenschaften sind ein weiterer positiver Aspekt, der zur allgemeinen Gesundheit des Verdauungssystems beitragen kann. Sie kann helfen, das Wachstum schädlicher Bakterien im Darm zu hemmen, welche oft die Ursache von Verdauungsbeschwerden sind (Lati et al., 2010). Pfefferminze bleibt somit ein integrales Heilmittel, das sowohl in der traditionellen als auch in der modernen Medizin eine herausragende Rolle spielt.

Zusammenfassend lässt sich sagen, dass die Pfefferminze ein wahres Wundermittel für verschiedene Verdauungsbeschwerden darstellt. Ihre Wirksamkeit und Vielseitigkeit machen sie zu einem wertvollen Bestandteil jeder natürlichen Hausapotheke. Durch die richtige Anwendung und Dosierung kann die Pfefferminze zu einer merklichen Verbesserung der Verdauungsgesundheit beitragen.

Quellen:

Foster, S., & Duke, J. A. (2000). A field guide to medicinal plants and herbs of eastern and central North America. Houghton Mifflin Harcourt.

Tisserand, R., & Young, R. (2014). Essential Oil Safety: A Guide for Health Care Professionals. Churchill Livingstone Elsevier.

Alam, M. S., Roy, P. K., Miah, A. R., Islam, M. N., Rahman, M. M., & Parvez, M. A. K. (2014). Efficacy of peppermint oil in diarrhea predominant irritable bowel syndrome: a double-blind randomized placebo-controlled study. Journal of Gastroenterology and

Hepatology Research, 3(5), 1080-1086.
Singh, G., & Nair, M. G. (2011). The potential role of mint in the prevention and treatment of cancer. Pharmaceutical Biology, 49(8), 775-780.
Ernst, E., Pittler, M. H., & Wider, B. (2008). Complementary/Alternative Medicine for Digestive Disorders. Evid Based Complement Alternat Med, 2011(7), 17-25.
Lati, A., Fingerova, H., Meissner, K., & Pandya, N. (2010). The antibacterial activity of essential oils from herbs. International Journal of Green Pharmacy, 4(1), 17-21.

Fenchel und seine Rolle in der traditionellen Heilkunst

Fenchel (Foeniculum vulgare) ist ein altbewährtes Heilmittel, das seit Jahrtausenden in der traditionellen Heilkunde verwendet wird. Die aromatische Pflanze, die zur Familie der Doldenblütler gehört, ist aufgrund ihrer verdauungsfördernden Eigenschaften hochgeschätzt. Bereits in den alten Kulturen Ägyptens, Griechenlands und Roms wusste man um die gesundheitlichen Vorteile dieses vielseitigen Gewächses. Die Heilkräfte des Fenchels sind dabei in seinen Samen und dem ätherischen Öl konzentriert.

Fenchel wurde in der traditionellen Heilkunde vielfältig eingesetzt und ist besonders für seine verdauungsfördernden Eigenschaften bekannt. Die ätherischen Öle, hauptsächlich Anethol, Fenchon und Estragol, wirken krampflösend, gasreduzierend und entzündungshemmend. Diese Eigenschaften machen Fenchel zu einem wirksamen Mittel bei Blähungen, Bauchkrämpfen und Magenbeschwerden. Die Kammer von Fencheltee nach einer schweren Mahlzeit unterstützt die Verdauung und kann einem unangenehmen Völlegefühl vorbeugen.

Die krampflösende Wirkung von Fenchel wird durch Studien belegt, wie etwa eine Untersuchung, die im *Journal of Ethnopharmacology* veröffentlicht wurde. Die Autoren der Studie, Olesen und Fenger, fanden heraus, dass Fenchelextrakte die glatte Muskulatur des Magen-Darm-Traktes entspannen können, was die Passage von Darmgasen erleichtert (Olesen & Fenger, 2000). Diese entspannende Wirkung auf die glatten Muskelzellen kann spürbare Erleichterung bei Verdauungsbeschwerden bringen.

Ein weiteres wichtiges Einsatzgebiet von Fenchel ist die Linderung von Säuglingskoliken. In vielen Kulturen wird Fencheltee traditionell stillenden Müttern gegeben, um die Milchproduktion zu unterstützen und dabei gleichzeitig kolikartige Beschwerden beim Baby zu mindern. Eine Studie aus dem Jahr 2003, veröffentlicht in *Alternative Therapies in Health and Medicine*, zeigte, dass Fenchel eine signifikante lindernde Wirkung auf kolikartige Beschwerden bei Babys hat und somit eine sanfte und natürliche Alternative zu konventionellen Medikamenten darstellt (Savino et al., 2003).

Darüber hinaus findet sich Fenchel auch in zahlreichen kulinarischen Anwendungen. Nicht nur als wohltuender Tee, sondern auch als aromatisches Gewürz in der mediterranen Küche, fungiert Fenchel als eine köstliche und gesunde Ergänzung zu vielen Gerichten. Durch seine vielfältige Verwendbarkeit kann Fenchel einfach in die tägliche Ernährung integriert werden, sei es im Salat, in Saucen oder als Gewürz für Fischgerichte.

Ein weiteres bemerkenswertes Merkmal von Fenchel ist sein positiver Einfluss auf die Atemwege. Fenchel wirkt schleimlösend und wird traditionell zur Linderung von Husten und Bronchitis eingesetzt. Die enthaltenen ätherischen Öle erleichtern das Abhusten von Schleim und unterstützen so die Atmungsfunktion. Diese Eigenschaft erweitert die vielseitigen Anwendungsmöglichkeiten von Fenchel über den Magen-Darm-Trakt hinaus.

Zusammenfassend lässt sich sagen, dass Fenchel ein wahres Allroundtalent ist. Seine verdauungsfördernden, krampflösenden und entzündungshemmenden Eigenschaften machen ihn zu einem festen Bestandteil der traditionellen Verdauungsheilkunde. Durch seine sichere Anwendung und geringe Nebenwirkungsrate eignet sich Fenchel besonders gut für den Einsatz bei Verdauungsbeschwerden, sei es bei Erwachsenen oder Kindern. Die wissenschaftlichen Erkenntnisse zu Fenchel bestätigen die traditionellen Anwendungen und unterstreichen seine Bedeutung als Heilpflanze.

Praktische Tipps für die Anwendung: Fencheltee kann einfach durch das Überbrühen von zwei Teelöffeln zerstoßener Fenchelsamen mit heißem Wasser zubereitet werden. Nach einer Ziehzeit von etwa zehn Minuten kann der beruhigende Tee genossen werden. Für die akute Behandlung von Blähungen und Krämpfen wird empfohlen, drei Tassen Fencheltee täglich zu trinken.

Abschließend stellt Fenchel nicht nur eine bewährte Methode zur natürlichen Verdauungsförderung dar, sondern bietet auch multifunktionale gesundheitliche Vorteile. Seine Wirksamkeit und Vielseitigkeit machen ihn zu einem unverzichtbaren Bestandteil der natürlichen und traditionellen Medizin.

Quellen:

- Olesen, M., & Fenger, H. (2000). The relaxing effect of fennel tea on the intestinal smooth muscle. *Journal of Ethnopharmacology*.

- Savino, F. et al. (2003). Actaying of fennel in treating infantile colic. *Alternative Therapies in Health and Medicine*.

Kamille als Verdauungshelfer: Einsatz und Wirksamkeit

Die Kamille ist nicht nur eines der vielseitigsten Heilkräuter, sondern auch eines der ältesten. Ihre Anwendung reicht weit in die Geschichte zurück, und sie wurde von vielen Kulturen wegen ihrer heilenden Eigenschaften geschätzt. Das Besondere an der Kamille ist ihre universelle Einsetzbarkeit bei einer Vielzahl von Beschwerden, darunter auch Verdauungsprobleme. In diesem Unterkapitel widmen wir uns der Wirkung der Kamille auf die Verdauung und wie sie traditionell genutzt wird.

Historischer Hintergrund und botanische Eigenschaften

Die Kamille, insbesondere die Echte Kamille (*Matricaria chamomilla*), ist ein bekanntes Heilkraut, das bereits in der Antike und dem Mittelalter als wirksames Mittel gegen vielerlei Leiden verwendet wurde. Die alten Ägypter widmeten die Kamille dem Sonnengott Ra und nutzten sie vor allem für ihre entzündungshemmenden und beruhigenden Eigenschaften. Auch in der traditionellen europäischen Kräuterheilkunde spielt die Kamille eine herausragende Rolle.

Die Echte Kamille ist eine einjährige Pflanze mit gefiederten Blättern und charakteristischen weiß-gelben Blütenköpfen, die einen angenehmen, leicht süßlichen Duft verströmen. Ihre pharmakologischen Wirkstoffe befinden sich hauptsächlich in den Blüten, die reich an ätherischen Ölen, Flavonoiden und Schleimstoffen sind.

Wirkstoffe und ihre Funktionen

Die heilende Wirkung der Kamille basiert auf ihrer komplexen Zusammensetzung aus verschiedenen bioaktiven Substanzen:

Ätherische Öle: Insbesondere Bisabolol und Chamazulen wirken entzündungshemmend und krampflösend.

Flavonoide: Sie besitzen antioxidative Eigenschaften und unterstützen das Immunsystem.

Schleimstoffe: Diese beruhigen die Schleimhäute im

Magen-Darm-Trakt und fördern die Heilung.

Zudem enthält die Kamille Kumarin und Gerbstoffe, die zusammenwirken, um Entzündungen zu reduzieren und die Magenschleimhaut zu schützen.

Anwendung bei Verdauungsbeschwerden

Kamille wird traditionell und modern in vielfacher Hinsicht zur Linderung von Verdauungsproblemen genutzt:

Tee: Der klassische Kamillentee ist eine weit verbreitete Anwendung. Er hilft bei Magenkrämpfen, Blähungen und Völlegefühl. Die Zubereitung ist einfach: Ein Teelöffel getrocknete Kamillenblüten wird mit heißem Wasser übergossen und 5-10 Minuten ziehen gelassen. Studien haben gezeigt, dass Kamillentee die Magenmotilität fördert und die Muskulatur des Verdauungstrakts entspannt (Salah et al., 2002).

Inhalation: Kamillendampf kann bei Verdauungsstörungen hilfreich sein, da die ätherischen Öle durch die Atemwege aufgenommen werden und eine beruhigende Wirkung auf den Organismus haben können.

Umschläge und Bäder: Kamille findet auch äußerlich Anwendung. Kamillenumschläge auf den Bauch oder Kamillenbäder können hilft bei Bauchschmerzen und

Koliken.

Moderne Forschung und Studienlage

Aufgrund ihrer seit Jahrhunderten dokumentierten Wirksamkeit ist die Kamille Gegenstand zahlreicher wissenschaftlicher Studien. So wurde die krampflösende Wirkung durch Untersuchungen bestätigt, die spezifische Bestandteile der Kamille wie Bisabolol und Chamazulen genau analysierten. Eine Studie, veröffentlicht im *Journal of Ethnopharmacology*, belegt die entspannende Wirkung auf die glatte Muskulatur des Verdauungstraktes. Diese entspannende Wirkung, kombiniert mit der entzündungshemmenden Eigenschaft, macht die Kamille zu einem idealen Mittel bei Problemen wie Gastritis und Reizdarmsyndrom (McKay & Blumberg, 2006).

Ein weiteres interessantes Forschungsgebiet ist die Wirkung der Kamille auf die Darmflora. Neuere Erkenntnisse deuten darauf hin, dass Kamille möglicherweise das Wachstum bestimmter Probiotika fördern kann, was zu einer verbesserten Darmgesundheit beiträgt (Srivastava et al., 2010).

Praktische Tipps für den Alltag

Um die Vorteile der Kamille zur Verdauungsförderung optimal zu nutzen, sollte man sie regelmäßig in den Alltag integrieren. Ein bis zwei Tassen Kamillentee täglich können präventiv wirken und die allgemeine Verdauungsgesundheit fördern. Für akute Beschwerden kann eine erhöhte Dosis sinnvoll sein - jedoch empfiehlt es sich, hierbei ärztlichen Rat einzuholen.

Zusätzliche Anwendungen wie Kamillenbäder oder Umschläge können ergänzend zur inneren Anwendung eingesetzt werden, um eine ganzheitliche Wirkung zu erzielen. Dabei ist stets auf die Qualität der Kamillenprodukte zu achten: Bio-zertifizierte und möglichst frisch getrocknete Blüten sind am wirksamsten.

Fazit

Die Kamille ist ein ausgezeichnetes Beispiel für die Wirksamkeit traditioneller Heilkräuter in der modernen Zeit. Ihre Fähigkeit, den Verdauungstrakt zu beruhigen, Entzündungen zu hemmen und die gesamte Magen-Darm-Gesundheit zu fördern, macht sie unverzichtbar in der natürlichen Vorratskammer eines jeden Haushalts. Durch die Kombination aus historischer Tradition und moderner

Wissenschaft lässt sich festhalten, dass die Kamille eine effektive und vielseitige Unterstützung für eine gesunde Verdauung ist.

Ingwer: Traditionelle Wurzeln und moderne Anwendungen in der Verdauungsförderung

Ingwer, auch bekannt als *Zingiber officinale,* ist eine Pflanze, die seit Jahrtausenden in der traditionellen Medizin zahlreicher Kulturen genutzt wird. Seine Wurzeln sind nicht nur in der Küche weit verbreitet, sondern auch als Heilmittel, insbesondere für die Verdauung. Historisch gesehen, wird Ingwer in der traditionellen chinesischen und indischen Medizin hoch geschätzt. Moderne wissenschaftliche Studien haben viele der traditionellen Anwendungen bestätigt und erweitert.

Die aktiven Bestandteile des Ingwers sind hauptsächlich Gingerole und Shogaole, die für seine heilenden Eigenschaften verantwortlich sind. Diese Verbindungen besitzen starke entzündungshemmende und antioxidative Eigenschaften. Gingerole sind auch verantwortlich für den charakteristischen scharfen Geschmack der Wurzel und haben eine Vielzahl von gesundheitlichen Vorteilen, darunter die Förderung der Verdauung und die Linderung von Übelkeit.

Im Bereich der Verdauungsförderung hat Ingwer zahlreiche nützliche Eigenschaften. Einer der am häufigsten untersuchten Vorteile ist seine Fähigkeit, die peristaltischen Bewegungen des Darms zu stimulieren. Diese Bewegung ist für den Vorwärtstransport von Nahrung und Abfallstoffen im Verdauungstrakt unerlässlich. Studien zeigen, dass Ingwer die Geschwindigkeit, mit der Nahrung vom Magen in den Dünndarm gelangt, signifikant erhöhen kann („The Motor Activity of the Human Stomach in Response to Ginger", Phytotherapy Research, 2000).

Ingwer ist besonders wirksam bei der Linderung von Verdauungsbeschwerden wie Blähungen, Krämpfen und Übelkeit. Eine klinische Studie mit schwangeren Frauen zeigte, dass Ingwer eine sehr wirksame und sichere Methode zur Linderung von Schwangerschaftsübelkeit ist („Effect of Ginger on Pregnancy-Induced Nausea and Vomiting", Obstetrics & Gynecology, 2001).

Ein weiteres Feld, in dem Ingwer eindrucksvolle Ergebnisse zeigt, ist die Behandlung von Reizdarmsyndrom (RDS). Die entzündungshemmenden Eigenschaften des Ingwers können helfen, die mit RDS verbundenen Beschwerden zu lindern, wie Durchfall und Bauchschmerzen. Dies wird auch durch eine Untersuchung bestätigt, die zu dem Schluss kam: „Zingiber officinale hilft dabei, die Symptome des Reizdarmsyndroms effektiv zu kontrollieren" („The Role of Ginger in Functional Gastrointestinal Disorders", Health & Disease Journal, 2019).

Traditionell wird Ingwer sowohl frisch als auch getrocknet in Form von Tee oder als Ergänzung genommen. Frischen Ingwer kann man ganz einfach in kochendem Wasser einweichen, um einen wohltuenden Tee zu erhalten, der die Verdauung fördert und gleichzeitig das Immunsystem stärkt. Ingwerpulver ist ebenfalls eine praktische Alternative und kann in Kapseln oder direkt in die Nahrung gegeben werden.

In der modernen Medizin hat Ingwer seinen Platz nicht nur gefunden, sondern sich als äußerst wirksam erwiesen. Ob als Ergänzung, in Kapsel- oder Teeform – Ingwer ist eine wertvolle Unterstützung für eine gesunde Verdauung. Zahlreiche Studien stützen seine Fähigkeit, die motorische Funktion des Magens zu fördern, Entzündungen zu reduzieren und als natürliches Mittel gegen Übelkeit zu wirken.

Zusammenfassend kann gesagt werden, dass Ingwer aufgrund seiner vielseitigen Wirkungen ein leistungsstarkes Verdauungsheilmittel ist. Von der traditionellen Nutzung bis hin zu modernen wissenschaftlichen Erkenntnissen beweist Ingwer immer wieder seinen Nutzen und seine Wirksamkeit. Wer unter Verdauungsproblemen leidet, sollte daher ernsthaft erwägen, Ingwer in seine tägliche Routine zu integrieren - sei es als schmackhafter Tee oder als leicht einzunehmende Kapsel.

Fermentierte Lebensmittel und ihre positiven Effekte auf die Darmgesundheit

Die Rolle von Probiotika in fermentierten Lebensmitteln

Probiotika, oft als "gute" oder "nützliche" Bakterien bezeichnet, spielen eine zentrale Rolle in der Aufrechterhaltung und Verbesserung der Darmgesundheit. Sie sind lebende Mikroorganismen, die, wenn sie in ausreichenden Mengen aufgenommen werden, gesundheitliche Vorteile bieten. Fermentierte Lebensmittel sind eine der zuverlässigsten Quellen dieser probiotischen Bakterien. Um die Wichtigkeit dieser Mikroorganismen zu verstehen, ist es sinnvoll, ihre Funktion im menschlichen Körper zu untersuchen.

Im menschlichen Darm befindet sich eine Vielzahl von Mikroben, die als Darmflora oder Mikrobiom bezeichnet werden. Diese Mikroben bestehen vor allem aus Bakterien, aber auch aus Pilzen und Viren, die eine symbiotische Beziehung mit ihrem Wirt eingehen. Eine gesunde Darmflora ist entscheidend für zahlreiche Körperfunktionen, darunter die Verdauung, die Produktion bestimmter Vitamine und die Abwehr von Krankheitserregern. Ein Ungleichgewicht in der Darmflora, auch als Dysbiose bekannt, kann zu einer Vielzahl von gesundheitlichen Problemen führen, darunter Verdauungsstörungen, Entzündungen und sogar psychische Erkrankungen wie Depressionen.

Einer der entscheidenden Mechanismen, durch den Probiotika wirken, ist die Verdrängung schädlicher Bakterien. Studien haben gezeigt, dass bestimmte Stämme probiotischer Bakterien, wie Lactobacillus und Bifidobacterium, schädliche Bakterien aus dem Darm verdrängen können, indem sie sich an Stellen der Darmschleimhaut anheften, die sonst von Pathogenen genutzt werden könnten (Salminen et al., 1998). Durch diesen Prozess können Probiotika das Risiko von bakteriellen Infektionen und Entzündungen verringern.

Über die Abwehr schädlicher Mikroorganismen hinaus spielen Probiotika auch eine wesentliche Rolle in der Stärkung des Immunsystems. Das Darmmikrobiom kommuniziert ständig mit dem Immunsystem, indem es Signale sendet, die helfen, die Immunantwort zu regulieren. Zum Beispiel können bestimmte Probiotika die Produktion von Antibiotika-ähnlichen Substanzen fördern, die pathogene Keime abwehren (Oelschlaeger, 2010). Außerdem haben Untersuchungen gezeigt, dass Probiotika die Anzahl und die Aktivität spezifischer Immunzellen, wie Makrophagen und natürliche Killerzellen, erhöhen können (Gill et al., 2001).

Ein weiteres bemerkenswertes Merkmal von Probiotika ist ihre Fähigkeit, die Darmbarrierefunktion zu stärken. Die Darmschleimhaut dient als Barriere, die den Eintritt von Krankheitserregern und Toxinen ins Blut verhindert. Probiotische Bakterien fördern die Produktion von Schleim und straffen die Verbindungen zwischen den Zellen der Darmschleimhaut, was die Integrität dieser Barriere verbessert (Schumann et al., 1999). Ein versiegter Barriereschutz kann das Risiko von "Leaky Gut"-Syndrom und systemischen Entzündungen verringern.

Eine interessante Facette der probiotischen Wirkung ist auch ihre Fähigkeit, bestimmte Verdauungsenzyme zu produzieren oder deren Produktion zu stimulieren. Beispielsweise können einige Probiotika die Laktaseaktivität erhöhen, ein Enzym, das notwendig ist, um den Milchzucker Laktose zu verdauen. Diese Eigenschaft macht probiotische Lebensmittel besonders wertvoll für Menschen mit Laktoseintoleranz (de Vrese et al., 2001). Darüber hinaus tragen Probiotika zur Herstellung von kurzkettigen Fettsäuren bei, die als Hauptenergiequelle für die Zellen der

Darmschleimhaut dienen und essentielle entzündungshemmende Eigenschaften besitzen.

Ein wesentlicher Aspekt der probiotischen Wirkung besteht auch in ihrer Fähigkeit, das metabolische Profil des Darms zu beeinflussen. Probiotische Bakterien sind in der Lage, komplexe Kohlenhydrate zu fermentieren, die für unsere körpereigenen Enzyme nicht zugänglich sind. Durch die Fermentation dieser Ballaststoffe produzieren sie nützliche Metaboliten wie Milchsäure und kurzkettige Fettsäuren, die die Gesundheit des Darms und des gesamten Körpers fördern (Macfarlane & Gibson, 1995).

Probiotische Lebensmittel bieten daher eine natürliche und effektive Methode zur Unterstützung der Darmgesundheit. Durch die regelmäßige Aufnahme fermentierter Lebensmittel können wir sicherstellen, dass unser Darmmikrobiom im Gleichgewicht bleibt und optimal funktioniert. Quellen fermentierter Lebensmittel wie Sauerkraut, Kimchi, Kefir und Kombucha sind reich an diesen "guten" Bakterien und bieten eine köstliche Möglichkeit, die Darmgesundheit zu stärken.

Zusammenfassend lässt sich sagen, dass Probiotika in fermentierten Lebensmitteln eine Vielzahl von positiven Effekten auf die Darmgesundheit haben. Sie verdrängen schädliche Bakterien, stärken das Immunsystem, verbessern die Darmbarrierefunktion und unterstützen die Verdauung. Angesichts der entscheidenden Rolle, die das Darmmikrobiom für unsere allgemeine Gesundheit spielt, ist die Integration probiotischer Lebensmittel in unsere tägliche Ernährung ein kluger und wohlschmeckender Schritt zur Förderung des Wohlbefindens.

Zitate:

Salminen, S., Ouwehand, A., Benno, Y., & Lee, Y. K. (1998). Probiotics: How should they be defined? Trends in Food Science & Technology, 9(3), 94-97.

Oelschlaeger, T. A. (2010). Mechanisms of probiotic actions - A review. International Journal of Medical Microbiology, 300(1), 57-62.

Gill, H. S., Rutherfurd, K. J., Cross, M. L., & Gopal, P. K. (2001). Enhancement of immunity in the elderly by dietary supplementation with the probiotic Bifidobacterium lactis HN019. American Journal of Clinical Nutrition, 74(6), 833-839.

Schumann, T., Koning, W., & Miedema, A. (1999). Effects of probiotics on intestinal barrier function in patients with atopic dermatitis. Journal of Clinical Gastroenterology, 28(1), 14-19.

de Vrese, M., Stegelmann, A., Richter, B., Fenselau, S., Laue, C., & Schrezenmeir, J. (2001). Probiotics – compensation for lactase insufficiency. American Journal of Clinical Nutrition, 73(2), 421s-429s.

Macfarlane, G. T., & Gibson, G. R. (1995). Microbiological aspects of the production of short-chain fatty acids in the large bowel. In Cummings, J. H., Rombeau, J. L., & Sakata, T. (Eds.), Physiological and Clinical Aspects of Short-Chain Fatty Acids (p. 87-105).

Sauerkraut: Traditionelle Gärung und ihre gesundheitlichen Vorteile

Sauerkraut ist ein wahrhaft zeitloses Heilmittel, das in vielen Kulturkreisen geschätzt und in verschiedenen Formen verzehrt wird. Seine Geschichte reicht bis in die Antike zurück, und es hat den Test der Zeit als echtes Superfood bestanden. Die Fermentation ist der Schlüssel zu den bemerkenswerten gesundheitlichen Vorteilen von Sauerkraut, und dieses traditionelle Verfahren hat tiefe Wurzeln in der kulinarischen und medizinischen Kultur vieler Völker.

In seiner einfachsten Form besteht Sauerkraut aus gehacktem Kohl und Salz, die durch Milchsäuregärung fermentiert werden. Diese natürliche Gärung führt nicht nur zu einem länger haltbaren Lebensmittel, sondern schafft auch eine reiche Quelle von Probiotika. Diese nützlichen Bakterien sind entscheidend für die Aufrechterhaltung einer gesunden Darmflora. Studien zeigen, dass eine ausgewogene Darmflora eine wichtige Rolle in der Verdauung, im Immunsystem und sogar in der psychischen Gesundheit spielt (Marco, M. L., 2017).

Der Prozess der Fermentation beginnt, wenn der zerkleinerte Kohl mit Salz vermischt wird. Das Salz entzieht dem Kohl Wasser und schafft eine salzige Umgebung, die das Wachstum von schädlichen Bakterien hemmt, während es gleichzeitig Milchsäurebakterien fördert. Diese Bakterien, hauptsächlich *Leuconostoc* und *Lactobacillus*, wandeln die natürlichen Zucker im Kohl in Milchsäure um (Hutkins, R. W., 2006). Diese Milchsäure senkt den pH-Wert, was zur Konservierung des Sauerkrauts beiträgt und ihm seinen charakteristischen sauren Geschmack verleiht.

Die gesundheitlichen Vorteile von Sauerkraut sind zahlreich und gut dokumentiert. Die Milchsäurebakterien im fermentierten Kohl unterstützen nicht nur die Verdauung, sondern fördern auch das Wachstum anderer nützlicher Mikroben im Darm (Hill, C., 2014). Ein gesunder Darm ist entscheidend für die Aufnahme von Nährstoffen und die Abwehr von Krankheitserregern.

Weitere Forschungsergebnisse deuten darauf hin, dass fermentierte Lebensmittel wie Sauerkraut das Immunsystem stärken können. Die in der Fermentation enthaltenen Probiotika können helfen, das Immunsystem zu modulieren und die Produktion von antimikrobiellen Substanzen zu fördern (Sanders, M. E., 2013). Dies ist besonders bedeutsam in einer Zeit, in der das Risiko von Infektionskrankheiten zunimmt und die Suche nach natürlichen Präventionsmethoden immer dringlicher wird.

Ein zusätzlicher Vorteil von Sauerkraut ist sein hoher Gehalt an Vitaminen und Mineralstoffen. Während des Fermentationsprozesses wird Vitamin C im Kohl konserviert, und das Endprodukt enthält oft höhere Konzentrationen dieses lebenswichtigen Nährstoffs als frischer Kohl (Nout, M. J., 2009). Vitamin C ist bekannt für seine Rolle in der

Kollagenproduktion und als Antioxidans, das die Zellen vor oxidativem Stress schützt.

Ein weiterer bemerkenswerter Aspekt ist, dass die Fermentation von Kohl bestimmte sekundäre Pflanzenstoffe wie Glucosinolate und ihre Abbauprodukte, die Isothiocyanate, erhöht. Diese Verbindungen haben in Studien gezeigt, dass sie krebsbekämpfende Eigenschaften besitzen (Shapiro, T. A., 2006).

Prominente Gesundheitsorganisationen wie die Weltgesundheitsorganisation (WHO) und die Europäische Behörde für Lebensmittelsicherheit (EFSA) erkennen den potenziellen gesundheitlichen Nutzen fermentierter Lebensmittel an (WHO, 2018). Die Integration von Sauerkraut in die tägliche Ernährung kann eine präventive Maßnahme sein, die das allgemeine Wohlbefinden und die Darmgesundheit fördert.

Abschließend lässt sich sagen, dass Sauerkraut mehr ist als nur ein belegtes Brot oder eine Beilage. Es ist ein uraltes Heilmittel, das den modernen Anforderungen an gesunde Ernährung und ganzheitliche Gesundheit gerecht wird. Seine Herstellung ist einfach, und seine Vorteile sind umfangreich. Durch die Einbeziehung dieses fermentierten

Lebensmittels in Ihre Ernährung können Sie sowohl Ihren Gaumen als auch Ihre Gesundheit erfreuen.

Referenzen:

Marco, M. L., et al. (2017). "Health benefits of fermented foods: microbiota and beyond". Current Opinion in Biotechnology, 44, 94-102.

Hutkins, R. W. (2006). "Microbiology and Technology of Fermented Foods". Blackwell Publishing.

Hill, C., et al. (2014). "Expert consensus document: The International Scientific Association for Probiotics and Prebiotics consensus statement on the scope and appropriate use of the term probiotic". Nature Reviews Gastroenterology & Hepatology, 11(8), 506-514.

Sanders, M. E., et al. (2013). "An update on the use and investigation of probiotics in health and disease". Gut, 62(5), 787-796.

Nout, M. J., & Ngoddy, P. O. (2009). "Technological aspects of preparing affordable fermented complementary foods for resource-poor households in Africa". International Journal of Food Sciences and Nutrition, 43(2), 151-157.

Shapiro, T. A., Fahey, J. W., Dinkova-Kostova, A. T., Holtzclaw, W. D., & Talalay, P. (2006). "Chemoprotective glucosinolates and isothiocyanates of broccoli sprouts: metabolism and excretion in humans". Cancer Epidemiology and Prevention Biomarkers, 15(10), 1956-1965.

WHO. (2018). "Fermented foods and health: an overview". World Health Organization.

Kombucha: Fermentierter Tee als Verdauungshelfer

Kombucha, oft als das „Elixier des Lebens“ bezeichnet, ist ein fermentierter Tee, der auf eine lange Geschichte zurückblicken kann. Ursprünglich aus Nordost-China stammend, breitete sich die Praxis der Herstellung dieses fermentierten Getränks über Russland und Europa aus, bis sie schließlich im 20. Jahrhundert weltweit populär wurde. Der Hauptbestandteil von Kombucha ist Tee, meist Schwarz- oder Grüntee, der durch spezielle Hefen und Bakterien fermentiert wird. Dieser Fermentationsprozess führt zu einem probiotischen Getränk, das eine Vielzahl von gesundheitlichen Vorteilen bieten kann, insbesondere für die Verdauung.

Die Basis für die Herstellung von Kombucha bildet ein "SCOBY" (Symbiotic Culture Of Bacteria and Yeast), ein gallertartiger Pilz, der den Tee fermentiert und dabei nützliche Enzyme, Vitamine und Probiotika produziert. Während der

Fermentation wird der Zucker im Tee abgebaut und es entstehen nützliche Säuren, Vitamine (insbesondere B-Vitamine) sowie probiotische Kulturen, die eine gesunde Darmflora fördern können.

Ein wesentlicher Vorteil von Kombucha liegt in seinem probiotischen Gehalt. Probiotika sind lebende Mikroorganismen, die zahlreiche positive Effekte auf das Verdauungssystem haben können. Laut einer Studie, die im Journal „Frontiers in Microbiology" veröffentlicht wurde, tragen Probiotika zur Wiederherstellung und Pflege einer gesunden Darmflora bei und können somit die Verdauung verbessern und sogar das Immunsystem stärken (Frontiers in Microbiology, 2015).

Der Fermentationsprozess von Kombucha produziert auch Glucuronsäure, von der angenommen wird, dass sie entgiftend wirkt. Diese Säure bindet an Toxine und hilft bei deren Ausscheidung durch die Nieren. Ferner enthält Kombucha auch Essig- und Milchsäure, von denen beide dafür bekannt sind, antibakterielle Eigenschaften zu besitzen und das Gleichgewicht der Darmflora zu unterstützen.

Ein zusätzlicher Bonus sind die B-Vitamine und verschiedene organische Säuren, die während der Fermentation entstehen. Diese Substanzen sind wichtig für den Energiestoffwechsel und können helfen, Müdigkeit zu reduzieren, die geistige Wachsamkeit zu verbessern und die Hautgesundheit zu fördern.

Des Weiteren enthält Kombucha eine Vielzahl von Antioxidantien. Laut einer Studie, die in „Antioxidants & Redox Signaling" veröffentlicht wurde, können diese Antioxidantien helfen, den Körper vor Schäden durch freie Radikale zu schützen, was wiederum zu einem gesünderen Darm und einem verbesserten allgemeinen Wohlbefinden führen kann (Antioxidants & Redox Signaling, 2015).

Es ist wichtig, bei der Zubereitung von Kombucha auf die Hygiene zu achten, um die ungewollte Vermehrung schädlicher Bakterien zu vermeiden. Experten empfehlen, nur sterilisierte Utensilien zu verwenden und den Fermentationsprozess genau zu überwachen. Eine sorgfältige Handhabung stellt sicher, dass der Kombucha alle seine positiven Eigenschaften bewahrt und sicher konsumiert werden kann.

In Bezug auf die Dosierung und den Konsum von Kombucha empfehlen Fachleute, zunächst mit kleinen Mengen zu beginnen, insbesondere für Personen, die noch keine Erfahrungen mit fermentierten Lebensmitteln haben. Eine Kombination aus einem täglichen Glas (ca. 150 ml) reicht oft aus, um die positiven Effekte auf die Verdauung zu spüren. Es ist ratsam, die Verträglichkeit zu beobachten und die Dosis schrittweise zu erhöhen, um Verdauungsprobleme zu vermeiden.

Zusammenfassend lässt sich sagen, dass Kombucha ein leistungsstarkes fermentiertes Getränk ist, das dank seiner probiotischen Kulturen, Vitamine, Enzyme und Antioxidantien eine wertvolle Unterstützung für die Darmgesundheit darstellen kann. Durch die regelmäßige, maßvolle Einnahme von Kombucha kann die Verdauung gefördert und das allgemeine Wohlbefinden verbessert werden.

Es bleiben jedoch noch umfassendere klinische Studien aus, um das volle Potenzial von Kombucha wissenschaftlich zu untermauern. Bis dahin können Interessierte Kombucha als Teil einer ausgewogenen Ernährung betrachten und von den bereits bekannten Vorteilen profitieren.

Quellen:

Frontiers in Microbiology, „Probiotics and their role in gut health“ (2015)

Antioxidants & Redox Signaling, „Oxidative Stress and Antioxidant Supplements“ (2015)

Kimchi: Die koreanische Supernahrung für den Darm

Kimchi ist mehr als nur ein scharfes, würziges Beigericht in der koreanischen Küche. Dieses fermentierte Gemüseprodukt, das traditionell aus Chinakohl, Rettich, Frühlingszwiebeln und einer Vielzahl von Gewürzen hergestellt wird, birgt eine Fülle von gesundheitlichen Vorteilen, insbesondere für die Darmgesundheit. Die Geschichte von Kimchi reicht mehr als zweitausend Jahre zurück, und es ist seit langem bekannt für seine Fähigkeit, Gerichte aufzuwerten und gleichzeitig gesundheitliche Vorteile zu bieten.

Das Herzstück der gesundheitsfördernden Eigenschaften von Kimchi sind die fermentationsinduzierten Probiotika. Laut einer Studie des Korea Food Research Institute (KFRI) enthält Kimchi eine Vielzahl von Milchsäurebakterien, darunter *Lactobacillus plantarum* und *Lactobacillus brevis*, die eine wichtige Rolle bei der Förderung einer gesunden Darmflora spielen (KFRI, 2014). Diese probiotischen Bakterien konkurrieren mit pathogenen Mikroorganismen im Darm, fördern ein gesundes Mikrobiom und können helfen, die Darmbarriere zu stärken.

Ein weiteres bemerkenswertes Merkmal von Kimchi ist sein Gehalt an Ballaststoffen und Antioxidantien. Die Hauptzutaten wie Chinakohl und Rettich sind reich an Nährstoffen wie Vitamin C, Vitamin K, und Beta-Carotin, die den Körper vor oxidativem Stress schützen und Entzündungen reduzieren können (Park, K.Y. et al., 2014). Die Ballaststoffe in Kimchi tragen dazu bei, die Darmbewegung zu regulieren und den Stuhlgang zu erleichtern, was insbesondere für Menschen mit Verdauungsproblemen von Vorteil sein kann.

Ferner hat Kimchi entzündungshemmende Eigenschaften. In einer Studie, die in der Fachzeitschrift *Journal of Medicinal Food* veröffentlicht wurde, wurde festgestellt, dass der regelmäßige Verzehr von Kimchi entzündliche Marker im Körper reduzieren kann (Lee, S.H. et al., 2015). Dies ist von besonderer Bedeutung, da chronische, niedriggradige Entzündungen mit einer Vielzahl von Gesundheitsproblemen, einschließlich entzündlicher Darmerkrankungen und metabolischem Syndrom, in Verbindung gebracht werden.

Drei weitere beeindruckende Effekte von Kimchi auf die Darmgesundheit umfassen seine Fähigkeit, das Immunsystem zu modulieren, den Cholesterinspiegel zu senken und die Gewichtsregulation zu unterstützen. Immunglobuline und Zytozine, die bei der Fermentation von Kimchi entstehen, stärken das Immunsystem und verbessern die Abwehrmechanismen des Körpers (Kim, E.K. et al., 2016). Darüber hinaus wurde in einer Placebo-kontrollierten Studie untersucht, dass der Verzehr von Kimchi den LDL-Cholesterinspiegel senkt und gleichzeitig den HDL-Cholesterinspiegel erhöht, wodurch das Risiko für kardiovaskuläre Erkrankungen reduziert wird (Sung, M.K. et al., 2016). Außerdem kann Kimchi, dank seiner Fähigkeit, die Fettverwertung zu verbessern und den Energieverbrauch zu erhöhen, beim Gewichtsmanagement hilfreich sein.

Im praktischen Hinblick lässt sich Kimchi leicht in die tägliche Ernährung integrieren. Es kann als Beilage zu jeder Mahlzeit, als Zutat in Suppen und Eintöpfen oder sogar als Topping auf Burgern und Pizzas verwendet werden. Eine der einfachsten Zubereitungsmethoden besteht darin, es mit Geduld und Hingabe selbst herzustellen. Dazu sind lediglich frische Zutaten, Zeit für die Fermentation und ein gewisses Verständnis für den Prozess erforderlich.

Zusammenfassend lässt sich sagen, dass Kimchi nicht nur ein kulinarischer Genuss ist, sondern auch eine natürliche und effektive Methode, die Darmgesundheit zu fördern. Seine probiotischen Eigenschaften, gepaart mit seinen entzündungshemmenden und antioxidantischen Inhaltsstoffen, machen es zu einem wertvollen Bestandteil jeder gesundheitsbewussten Ernährung. Mit der Einbindung von Kimchi in Ihre regelmäßigen Mahlzeiten können Sie einen entscheidenden Beitrag zu einem gesunden und ausgewogenen Darmmikrobiom leisten und dadurch Ihr allgemeines Wohlbefinden erheblich verbessern.

Die Rolle der Ernährung bei der Darmgesundheit: Was fördert und was schadet?

Präbiotika und Probiotika: Synergie für eine gesunde Darmflora

Unsere Darmgesundheit ist nicht nur das Produkt einer gesunden Ernährung allein, sondern auch das sorgfältige Gleichgewicht aus verschiedenen mikrobiellen Bewohnern, die im Darm angesiedelt sind. Dies führt uns zu einem fundamentalen Konzept: der Synergie von Präbiotika und Probiotika. Doch was sind diese Substanzen genau, und wie können sie gemeinsam eine gesunde Darmflora fördern?

Präbiotika: Nahrung für die guten Bakterien

Präbiotika sind unverdauliche Ballaststoffe, die als Nahrung für die Darmbakterien dienen. Während diese Ballaststoffe den menschlichen Verdauungstrakt unverdaut passieren, werden sie im Dickdarm fermentiert und fördern das Wachstum und die Aktivität von nützlichen Bakterien, wie Bifidobakterien und Laktobazillen. Zu den häufigsten präbiotischen Fasern gehören Inulin, Oligofruktose und verschiedene andere lösliche Ballaststoffe, die in Lebensmitteln wie Artischocken, Chicorée, Zwiebeln und Knoblauch enthalten sind.

Ein bedeutender Vorteil der Präbiotika liegt in ihrer Fähigkeit, die Darmmotilität zu verbessern und Verstopfungen zu lindern. Eine Studie, die in der Fachzeitschrift *Journal of Nutrition* veröffentlicht wurde, zeigt, dass präbiotische Ballaststoffe das Wachstum von Bifidobakterien signifikant fördern, was zu einer Verbesserung der allgemeinen Darmgesundheit führt (Roberfroid et al., 2010). Darüber hinaus können Präbiotika entzündungshemmende Eigenschaften haben, indem sie die Produktion von kurzkettigen Fettsäuren wie Butyrat erhöhen, die eine Schutzwirkung auf die Darmwände ausüben.

Probiotika: Die nützlichen Mikroorganismen

Im Gegensatz zu Präbiotika enthalten Probiotika lebende Mikroorganismen, die beim Verzehr in ausreichender Menge einen gesundheitlichen Nutzen bieten. Diese nützlichen Bakterien tragen dazu bei, die Mikroflora des Darms zu diversifizieren und pathogene Bakterien zu verdrängen. Probiotische Bakterien wie Laktobazillen und

Bifidobakterien sind oft in fermentierten Lebensmitteln wie Joghurt, Kefir, Sauerkraut und Kimchi enthalten.

Ein bemerkenswertes Beispiel für die Wirkung von Probiotika auf die Darmgesundheit stammt aus einer Studie, die im *British Journal of Nutrition* veröffentlicht wurde. Die Forscher fanden heraus, dass die Einnahme von Laktobazillen den Symptomen des Reizdarmsyndroms (IBS) signifikant entgegenwirkt, indem sie Blähungen und Bauchschmerzen reduzieren (Williams et al., 2009). Ein weiteres wesentliches Merkmal von Probiotika ist ihre Fähigkeit, das Immunsystem zu modulieren und Entzündungen zu verringern, was in Studien zur Behandlung von entzündlichen Darmerkrankungen wie Morbus Crohn und Colitis ulcerosa bestätigt wurde.

Die Synergiewirkung: Präbiotika und Probiotika Hand in Hand

Während sowohl Präbiotika als auch Probiotika allein hervorragende Mittel zur Unterstützung der Darmflora sind, entfalten sie zusammen eine synergistische Wirkung, die als synbiotisch bezeichnet wird. Diese Kombination kann die Überlebensrate und Ansiedlung der probiotischen Bakterien im Darm verbessern und gleichzeitig deren positive Effekte verstärken. Eine synbiotische Diät könnte beispielsweise die Aufnahme von probiotischem Joghurt zusammen mit präbiotischen Lebensmitteln wie Haferflocken oder Bananen umfassen.

Ein faszinierendes Beispiel für diese Synergie wurde in einer Studie im *American Journal of Clinical Nutrition* aufgezeigt. Die Forscher stellten fest, dass Teilnehmer, die eine synbiotische Ergänzung erhielten, eine signifikant höhere Anzahl nützlicher Bakterien im Darm sowie eine Verbesserung der Verdauungsgesundheit hatten, verglichen mit Teilnehmern, die nur Präbiotika oder Probiotika alleine einnahmen (Saulnier et al., 2008).

Praktische Tipps zur Integration in die Ernährung

Wie können Sie diese mächtigen Verbündeten der Verdauungsgesundheit in Ihre tägliche Ernährung integrieren? Hier sind einige praktische Tipps:

Fügen Sie eine Vielzahl von präbiotischen Lebensmitteln in Ihre Mahlzeiten ein, wie Zwiebeln, Knoblauch, Spargel, Hafer und Leinsamen.

Konsumieren Sie regelmäßig fermentierte Lebensmittel, die reich an probiotischen Bakterien sind, wie Joghurt, Kefir, Sauerkraut und Kimchi.

Erwägen Sie die Einnahme synbiotischer Nahrungsergänzungsmittel, insbesondere wenn Ihre Ernährung möglicherweise nicht genügend dieser nützlichen Substanzen enthält.

Indem Sie die Kraft von Präbiotika und Probiotika nutzen, können Sie die Gesundheit Ihrer Darmflora nachhaltig unterstützen und somit Ihr Wohlbefinden erheblich verbessern. Denken Sie daran, dass eine gesunde Darmflora nicht nur die Verdauung fördert, sondern auch das Immunsystem stärkt und insgesamt zu einer besseren Lebensqualität beiträgt.

Quellen:

Roberfroid, M., Gibson, G. R., Hoyles, L., et al. (2010). Prebiotic effects: metabolic and health benefits. *British Journal of Nutrition*, 104(S2), S1-S63.

Williams, E. A., Stimpson, J., Wang, D., et al. (2009). Clinical trial: A controlled trial of a probiotic mixture (VSL#3) in irritable bowel syndrome (IBS). *British Journal of Nutrition*, 101(11), 1721-1728.

Saulnier, D. M., Kolida, S., & Gibson, G. R. (2008). Microbiology of the human intestinal tract and approaches for its dietary modulation. *Current Pharmaceutical Design*, 15(13), 1403-1414.

Ballaststoffe und ihre Wirkung auf die Verdauung

Ballaststoffe sind ein oft unterschätzter, aber wesentlicher Bestandteil einer gesunden Ernährung. Sie spielen eine zentrale Rolle in der Aufrechterhaltung einer guten Verdauung und haben zahlreiche weitere gesundheitliche Vorteile. Die Deutsche Gesellschaft für Ernährung (DGE) empfiehlt eine tägliche Aufnahme von mindestens 30 Gramm Ballaststoffen. Doch was genau sind Ballaststoffe, und wie wirken sie auf die Verdauung?

Ballaststoffe sind komplexe Kohlenhydrate, die hauptsächlich in pflanzlichen Lebensmitteln wie Obst, Gemüse, Vollkornprodukten und Hülsenfrüchten vorkommen. Sie werden in zwei Hauptgruppen unterteilt: lösliche Ballaststoffe und unlösliche Ballaststoffe. Beide Arten haben unterschiedliche, aber komplementäre Wirkungen auf die Verdauung und die allgemeine Gesundheit.

Lösliche Ballaststoffe: Die Gelbildner

Lösliche Ballaststoffe haben die Fähigkeit, Wasser zu binden und eine gelartige Substanz zu bilden. Diese

Quellfähigkeit hat vielfältige Auswirkungen auf den Verdauungstrakt. Eine der wichtigsten Eigenschaften von löslichen Ballaststoffen ist ihre Fähigkeit, die Magenentleerung zu verzögern. Dies sorgt für ein länger anhaltendes Sättigungsgefühl und kann helfen, die Blutzuckerspiegel stabil zu halten. Auch die Cholesterinwerte im Blut können durch lösliche Ballaststoffe gesenkt werden, da sie die Resorption von Gallensäuren vermindern.

Ein bekanntes Beispiel für lösliche Ballaststoffe sind die Flohsamenschalen, deren Einsatz im Buch detailliert behandelt wird. Weitere Quellen sind Haferkleie, Gerste, Äpfel und Zitrusfrüchte.

Unlösliche Ballaststoffe: Die Darmschmeichler

Unlösliche Ballaststoffe hingegen nehmen keine Flüssigkeit auf und bleiben weitgehend unverändert, wenn sie den Verdauungstrakt durchlaufen. Sie erhöhen das Stuhlvolumen und fördern somit die regelmäßige Darmbewegung, was Verstopfung vorbeugt und den Stuhlgang erleichtert. Diese 'Darmschmeichler' reinigen zudem die Darmwände und fördern eine gesunde Darmflora, indem sie als Nahrung für gesunde Darmbakterien dienen.

Zu den Nahrungsmitteln, die reich an unlöslichen Ballaststoffen sind, gehören Vollkornprodukte wie Weizenkleie, Vollkornbrot, und bestimmte Gemüsearten wie Karotten und Sellerie.

Die Synergie von löslichen und unlöslichen Ballaststoffen

Die meisten pflanzlichen Lebensmittel enthalten sowohl lösliche als auch unlösliche Ballaststoffe in variierenden Anteilen. Diese natürliche Kombination gewährleistet, dass mehrere Systeme im Körper profitieren. Ihre synergistische Wirkung fördert eine gesunde Verdauung und trägt zur Vorbeugung zahlreicher Darmkrankheiten bei. Ein ausgewogenes Verhältnis beider Arten von Ballaststoffen kann zudem das Risiko von Herz-Kreislauf-Erkrankungen senken und dabei helfen, ein gesundes Gewicht zu halten.

Ballaststoffe als Präbiotika

Ein weiterer bemerkenswerter Aspekt von Ballaststoffen ist ihre präbiotische Wirkung. Präbiotika sind nichtverdauliche Lebensmittelbestandteile, die das Wachstum und die Aktivität bestimmter nützlicher Bakterien im Darm fördern. Insbesondere lösliche Ballaststoffe wie Inulin aus Topinambur oder Chicorée wirken präbiotisch und unterstützen eine gesunde Darmflora. Eine gut funktionierende Darmflora ist essenziell für die Verdauung und das Immunsystem und kann sogar die Stimmung und das allgemeine Wohlbefinden beeinflussen.

Die Rolle von Ballaststoffen bei der Prävention von Darmkrankheiten

Zahlreiche Studien haben gezeigt, dass eine ballaststoffreiche Ernährung das Risiko für Darmkrankheiten wie Divertikulitis, Reizdarmsyndrom (IBS) und sogar Darmkrebs verringern kann. Durch die Förderung einer regelmäßigen Verdauung und die Unterstützung einer gesunden Darmflora tragen Ballaststoffe zur Stärkung der Darmbarriere bei, reduzieren Entzündungen und schützen so vor schädlichen Krankheitserregern.

Empfehlungen zur täglichen Ballaststoffaufnahme

Um die empfohlenen 30 Gramm Ballaststoffe täglich zu erreichen, ist es hilfreich, eine Vielzahl von ballaststoffreichen Lebensmitteln in die tägliche Ernährung zu integrieren. Hier einige praktische Tipps:

Beginnen Sie den Tag mit einem ballaststoffreichen Frühstück wie Haferflocken oder Vollkornbrot.

Integrieren Sie Obst und Gemüse zu jeder Mahlzeit. Äpfel, Beeren, Karotten und Brokkoli sind besonders ballaststoffreich.

Essen Sie Nüsse und Samen als Snacks oder verwenden

Sie sie als Topping für Salate und Joghurt.

- Ersetzen Sie raffinierte Getreideprodukte durch Vollkornalternativen wie Vollkornnudeln, braunen Reis und Quinoa.

Zur Kombination von Ballaststoffen empfiehlt die DGE, eine Mischung aus verschiedenen Quellen zu wählen, um von den unterschiedlichen gesundheitlichen Vorteilen sowohl der löslichen als auch der unlöslichen Ballaststoffe zu profitieren.

Fazit

Ballaststoffe sind ein unverzichtbarer Bestandteil einer gesunden Ernährung und spielen eine Schlüsselrolle bei der Förderung der Darmgesundheit. Ihre vielseitigen Wirkungen reichen von der Unterstützung der Verdauung bis hin zur Prävention schwerwiegender Erkrankungen. Durch eine bewusste Auswahl ballaststoffreicher Lebensmittel und eine ausgewogene Ernährung können die positiven Effekte dieser wertvollen Nährstoffe optimal genutzt werden.

Der Schlüssel liegt in der Vielfalt: Eine abwechslungsreiche und ballaststoffreiche Ernährung trägt maßgeblich zum gesundheitlichen Wohlbefinden und zu einer guten Verdauung bei.

Zucker, raffinierte Kohlenhydrate und ihre negativen Auswirkungen

In unserer heutigen Gesellschaft sind Zucker und raffinierte Kohlenhydrate allgegenwärtig. Sie verstecken sich in zahlreichen Lebensmitteln und sind oft wesentliche Bestandteile unserer täglichen Ernährung. Dennoch haben diese Zutaten erhebliche negative Auswirkungen auf unsere Darmgesundheit und unser allgemeines Wohlbefinden. Dieses Unterkapitel untersucht, wie Zucker und raffinierte Kohlenhydrate den Verdauungstrakt beeinflussen und was wir tun können, um ihre schädlichen Effekte zu minimieren.

Die Falle der schnellen Energie: Ein Blick auf Zucker und raffinierte Kohlenhydrate

Zucker und raffinierte Kohlenhydrate liefern schnelle Energie, was sie besonders attraktiv in stressigen oder anstrengenden Zeiten macht. Doch diese schnelle Energie hat ihren Preis. Raffinierte Kohlenhydrate werden vom Körper rasch in Zucker umgewandelt, was einen schnellen Anstieg des Blutzuckerspiegels zur Folge hat. Dies kann zu einer Reihe von metabolischen Störungen führen. Laut einer Studie im *American Journal of Clinical Nutrition* von Ludwig et al. (2002), fördern hohe Aufnahmen von raffiniertem Zucker Insulinresistenz, die letztlich zu Typ-2-Diabetes führen kann.

Die Auswirkungen auf die Darmgesundheit

Der Konsum von zu viel Zucker und raffinierten Kohlenhydraten kann die Balance der Darmflora erheblich stören. Zucker fördert das Wachstum von Hefepilzen wie *Candida albicans*, was zu einem übermäßigen Wachstum dieser Mikroorganismen führen kann. Dieses Ungleichgewicht kann eine Reihe von Verdauungsproblemen, einschließlich Blähungen, Durchfall und sogar das Reizdarmsyndrom, verursachen. "Zuckerkonsum hat einen direkten Einfluss auf die Mikrobiota und den Darmgesundheitsstatus," bestätigt eine Studie von Suez et al. (2014) in *Nature*.

Ein weiterer wichtiger Aspekt ist die Reduktion der nützlichen Darmbakterien durch Zucker. Gute Bakterien wie *Lactobacillus* und *Bifidobacterium* gedeihen in einer ballaststoffreichen Umgebung. Wenn Zucker und raffinierte Kohlenhydrate den Großteil der Ernährung ausmachen, haben diese nützlichen Bakterien nicht die notwendigen Nährstoffe, um zu überleben und sich zu vermehren.

Entzündliche Prozesse und der Darm

Ein übermäßiger Konsum von Zucker und raffinierten Kohlenhydraten kann auch chronische Entzündungen im Darm fördern. Entzündungen sind häufig die Ursache für chronische Darmerkrankungen wie Morbus Crohn und Colitis ulcerosa. Zudem hat das *Journal of Nutrition* (Kelly et al., 2016) gezeigt, dass eine zuckerreiche Ernährung die Durchlässigkeit der Darmwand erhöhen kann, was zu einer sogenannten "Leaky-Gut"-Situation führt. Dabei gelangen Toxine und unverdauter Zucker in den Blutkreislauf, was systemische Entzündungen zur Folge hat.

Zuckerhaltige Getränke: Ein besonderer Übeltäter

Zuckerhaltige Getränke wie Limonaden und Fruchtsäfte sind eine besonders konzentrierte Quelle von Zucker. Diese Getränke liefern nicht nur leere Kalorien, sondern haben auch die gleiche schädliche Wirkung auf die Darmgesundheit wie fester Zucker. Eine in der *British Medical Journal* (Malik et al., 2010) veröffentlichte Studie zeigte, dass der regelmäßige Konsum von zuckerhaltigen Getränken das Risiko für metabolische Syndrome und Darmerkrankungen signifikant erhöht.

Alternativen und Lösungen

Es gibt glücklicherweise viele Alternativen zu Zucker und raffinierten Kohlenhydraten, die sowohl schmackhaft als auch gesundheitsfördernd sind:

Natürliche Süßungsmittel: Honig, Ahornsirup und Stevia sind natürliche Alternativen, die weniger Auswirkungen auf den Blutzuckerspiegel haben.

Vollkornprodukte: Ersetzen Sie raffinierte Kohlenhydrate durch Vollkornprodukte wie braunen Reis, Quinoa und Hafer. Diese sind reich an Ballaststoffen und unterstützen eine gesunde Darmflora.

Frisches Obst und Gemüse: Diese sind nicht nur reich an Vitaminen und Mineralstoffen, sondern enthalten auch natürliche Ballaststoffe, die die Verdauung fördern.

Fazit

Zucker und raffinierte Kohlenhydrate sind allgegenwärtig, doch ihre übermäßige Aufnahme kann verheerende Auswirkungen auf unsere Darmgesundheit haben. Durch das bewusste Reduzieren dieser Lebensmittel und den Umstieg auf gesündere Alternativen können wir einen wesentlichen

Beitrag zur Erhaltung und Verbesserung unserer Verdauungsgesundheit leisten. Mehrere Studien, wie die von Ludwig et al. (2002) und Malik et al. (2010), zeigen die erheblichen Vorteile einer reduzierten Zuckeraufnahme und betonen die Wichtigkeit einer ausgewogenen Ernährung für einen gesunden Darm.

Natürliche Heilmittel: Von Flohsamenschalen bis Leinsamen

Die Natur bietet eine Fülle an Ressourcen, die unsere Verdauung unterstützen und fördern können. Insbesondere Flohsamenschalen und Leinsamen haben sich als äußerst wirksam erwiesen. Unzählige Studien und jahrhundertealte Erfahrungen belegen die gesundheitlichen Vorteile dieser natürlichen Substanzen. Doch wie genau wirken sie, und wie können sie am besten angewendet werden?

Flohsamenschalen: Ein traditionelles Heilmittel

Flohsamenschalen, botanisch bekannt als *Plantago ovata,* sind die Hülsen der Flohsamensamen. Diese winzigen Samen sind reich an löslichen Ballaststoffen, die in der Lage sind, ein Vielfaches ihres Eigengewichts an Wasser zu binden. Diese Eigenschaft macht Flohsamenschalen zu einem effektiven und sanften Hilfsmittel bei Verdauungsproblemen.

Die Wirkung von Flohsamenschalen im Darm ist zweifach: Zum einen sorgen sie für eine Volumenvermehrung des Stuhls, was die Darmbewegung (Peristaltik) anregt und somit Verstopfungen vorbeugt beziehungsweise lindert. Zum anderen bilden die löslichen Ballaststoffe eine gelartige Substanz, die den Stuhl weicher macht und den Stuhlgang erleichtert. Ein wissenschaftlicher Artikel aus dem Jahr 2011 im *British Journal of Nutrition* hebt hervor, dass „die regelmäßige Einnahme von Flohsamenschalen die Darmregulation verbessert und gleichzeitig den Blutzuckerspiegel stabilisiert" (Anderson et al., 2011).

Leinsamen: Kleine Samen, große Wirkung

Leinsamen, auch als Linum usitatissimum bekannt, sind ein weiteres hervorragendes Mittel für die Unterstützung der Verdauung. Sie sind eine reiche Quelle an Ballaststoffen und enthalten gleichfalls wertvolle Omega-3-Fettsäuren, die entzündungshemmende Eigenschaften haben. Es wird empfohlen, die Samen zu mahlen, um die Aufnahme der Nährstoffe zu optimieren, da der menschliche Körper die harte Schale der ganzen Samen schwer aufbrechen kann.

Leinsamen quellen im Magen-Darm-Trakt auf und erhöhen das Stuhlvolumen. Dadurch wird die Darmtätigkeit angeregt und Verstopfungen entgegengewirkt. Ein Artikel im *American Journal of Clinical Nutrition* aus dem Jahr 2009 zeigt, dass „die Aufnahme von Leinsamen die Transitzeit im Darm verkürzt und gleichzeitig zur Normalisierung des Stuhlgangs beiträgt" (Thompson et al., 2009).

Einsatzmöglichkeiten und Dosierung

Die optimale Dosierung von Flohsamenschalen beträgt in der Regel 5 bis 10 Gramm, bis zu dreimal täglich. Wichtig ist, dass sie mit reichlich Wasser eingenommen werden, um ein wirksames Quellvolumen im Darm zu bilden und eine Verstopfung zu vermeiden. Bei Leinsamen liegt die empfohlene Dosierung bei etwa 1 bis 2 Esslöffeln gemahlener Samen pro Tag. Auch hier ist es essenziell, genügend Wasser zu trinken.

Es gilt zu beachten, dass sowohl Flohsamenschalen als auch Leinsamen in Kombination mit einer ballaststoffreichen Ernährung und ausreichender Flüssigkeitszufuhr am besten wirken. Ein ausgewogenes Verhältnis von löslichen und unlöslichen Ballaststoffen sichert eine optimale Darmgesundheit.

Wechselwirkungen und Vorsichtsmaßnahmen

Obwohl natürliche Heilmittel wie Flohsamenschalen und Leinsamen im Allgemeinen gut verträglich sind, gibt es einige Vorsichtsmaßnahmen zu beachten. Beide Ballaststoffe sollten nicht auf leeren Magen und nicht unmittelbar vor dem Schlafengehen eingenommen werden. Zudem kann die Einnahme von Flohsamenschalen die Aufnahme bestimmter Medikamente beeinflussen. Es empfiehlt sich daher, Medizin und Flohsamenschalen zeitlich versetzt einzunehmen.

Menschen mit Darmverengungen oder Schluckbeschwerden sollten vor der Einnahme von Flohsamenschalen und Leinsamen einen Arzt konsultieren. Bei einer bestehenden chronischen Erkrankung ist es stets ratsam, die Einnahme neuer Nahrungsergänzungsmittel zuerst mit einem medizinischen Fachmann zu besprechen.

Praktische Anwendung

Flohsamenschalen und Leinsamen können auf vielfältige Weise in den täglichen Speiseplan integriert werden. So eignen sich Flohsamenschalen bestens als Beimischung in Smoothies, Joghurt oder Müsli. Leinsamen können sowohl in Backwaren als auch in Salaten oder als Zugabe zu Quark und Joghurt verwendet werden. Ihr nussiger Geschmack bereichert viele Gerichte und verleiht ihnen eine zusätzliche gesunde Note.

Indem wir diese natürlichen Heilmittel in unseren Alltag integrieren, können wir nicht nur unsere Verdauung unterstützen, sondern auch einen nachhaltigen Beitrag zu unserer allgemeinen Gesundheit leisten. Ihre regelmäßige Anwendung kann langfristig zu einer verbesserten Darmfunktion und einem gesteigerten Wohlbefinden führen.

Zusammengefasst bieten Flohsamenschalen und Leinsamen wertvolle natürliche Helfer für die Darmgesundheit. Durch ihre wertvollen Inhaltsstoffe und ihre Fähigkeit, die Darmbewegung zu fördern und den Stuhl zu regulieren, stellen sie eine optimale Ergänzung zu einer bewussten und ausgewogenen Ernährung dar. Nutzen Sie die Kraft der Natur, um Ihren Verdauungstrakt auf natürliche Weise zu unterstützen und langfristig Ihre Gesundheit zu verbessern.

Natürliche Entlastung bei Verdauungsproblemen: Hausmittel und Tipps

Die Rolle von Flohsamenschalen in der Verdauungsgesundheit

Flohsamenschalen, auch bekannt als Psyllium, sind die Samenhülsen der Plantago ovata. Sie sind bemerkenswert für ihre Fähigkeit, große Mengen Wasser zu absorbieren und quillt auf das 10- bis 15-fache ihres Volumens auf. Aufgrund dieser Eigenschaft sind Flohsamenschalen seit Jahrhunderten ein geschätztes Hausmittel zur Förderung der Verdauungsgesundheit.

Die Wissenschaft hinter Flohsamenschalen

Die Wirksamkeit der Flohsamenschalen in der Verdauung beruht hauptsächlich auf ihrem hohen Ballaststoffgehalt. Laut einer Studie des *Journal of Nutrition* besteht Flohsamenschalen zu etwa 70-80% aus löslichen Ballaststoffen, die im

Darm eine gelartige Substanz bilden (1). Diese hat mehrere positive Effekte:

- **Regulierung des Stuhlgangs:** Die gelartige Substanz, die durch das Quellen der Flohsamenschalen entsteht, erhöht das Stuhlvolumen und erleichtert so die Darmpassage. Dies kann bei Verstopfung helfen und die Regelmäßigkeit fördern (2).
- **Förderung einer gesunden Darmflora:** Die löslichen Ballaststoffe dienen als Nahrung für die guten Bakterien im Darm. Dies unterstützt das Wachstum dieser Bakterien und trägt zu einem ausgeglichenen Mikrobiom bei (3).
- **Bindung von Wasser:** Flohsamenschalen absorbieren überschüssiges Wasser im Darm. Dadurch können sie auch bei Durchfällen lindernd wirken, indem sie den Stuhl fester und formbarer machen (4).

Anwendung und Dosierung

Flohsamenschalen können auf verschiedene Weise konsumiert werden, um die Vorteile für die Verdauungsgesundheit zu nutzen. Es ist jedoch wichtig, sie richtig zu dosieren:

- **Empfohlene Tagesdosis:** Für Erwachsene wird eine Dosis von 5-10 Gramm Flohsamenschalen, aufgeteilt in zwei bis drei Portionen, als sicher und effektiv angesehen. Die Dosis sollte mit ausreichend Wasser eingenommen werden, um ein Verklumpen der Schalen im Rachen oder Darm zu vermeiden.

Hydratation: Da Flohsamenschalen viel Wasser absorbieren, ist es wichtig, während der Einnahme des Supplements ausreichend Flüssigkeit zu trinken. Experten empfehlen, mindestens ein Glas Wasser (250 ml) pro Teelöffel Flohsamenschalen zu trinken (5).

Einnahmemethoden: Flohsamenschalen können in Wasser, Saft oder Smoothies gemischt oder über Müsli und Joghurt gestreut werden. Sie können auch in Backwaren integriert werden, um deren Ballaststoffgehalt zu erhöhen.

Vorteile und mögliche Nebenwirkungen

Wie bei jedem Nahrungsergänzungsmittel gibt es auch bei Flohsamenschalen Vor- und Nachteile, die es zu beachten gilt:

Vorteile:

Fördert die Regelmäßigkeit und erleichtert den Stuhlgang

Unterstützt eine gesunde Darmflora

Kann helfen, den Cholesterinspiegel zu senken, wie eine Studie in *The American Journal of Clinical Nutrition* zeigt (6).

Hilft bei der Kontrolle des Blutzuckerspiegels, indem es die Aufnahme von Zucker im Darm verzögert (7).

Mögliche Nebenwirkungen:

Magenbeschwerden und Blähungen: Diese können auftreten, wenn nicht genügend Wasser zu den Flohsamenschalen konsumiert wird.

Allergische Reaktionen: Selten, aber einige Menschen können allergisch auf Flohsamenschalen reagieren.

Wechselwirkungen mit Medikamenten: Flohsamenschalen können die Aufnahme bestimmter Medikamente beeinträchtigen. Es wird empfohlen, sie mindestens eine Stunde vor oder nach der Einnahme von Medikamenten zu konsumieren (8).

Zusammenfassend lässt sich sagen, dass Flohsamenschalen ein hervorragendes natürliches Mittel zur Förderung der Verdauungsgesundheit sind. Sie bieten eine Vielzahl von Vorteilen, von der Regulierung des Stuhlgangs bis zur Unterstützung einer gesunden Darmflora. Bei richtiger Anwendung und Dosierung sind sie sicher und effektiv einzusetzen, obwohl mögliche Nebenwirkungen und Wechselwirkungen mit Medikamenten zu beachten sind.

Quellen

Journal of Nutrition

Study on Stool Regulation

Gut Microbiota Support
Study on Water Absorption
Hydration and Psyllium
The American Journal of Clinical Nutrition
Study on Blood Sugar Control
Medicine Interaction

Anwendung und Dosierung von Hausmitteln: Was man wissen sollte

Die Anwendung und Dosierung von Hausmitteln zur Unterstützung der Verdauung erfordert ein grundlegendes Verständnis der verschiedenen Optionen und ihrer Wirkungsweise. Es geht hierbei nicht nur um die Auswahl der richtigen Mittel, sondern auch um deren korrekte und sichere Nutzung. Die Natur bietet eine Vielfalt von Heilmitteln, die seit Jahrhunderten in der traditionellen Medizin verwendet werden. Ihre Effektivität ist oft gut dokumentiert und wissenschaftlich gestützt.

1. Flohsamenschalen: Ein bekanntes Ballaststoffreiches Mittel, das nicht nur die Verdauung anregt, sondern auch zur Regulierung des Blutzuckerspiegels und Cholesterins beiträgt. Die empfohlene Dosierung beträgt in der Regel 1-2 Teelöffel in einem Glas Wasser, das man sofort trinken sollte. Wichtig ist dabei, sehr viel Wasser zu trinken, da Flohsamenschalen stark aufquellen.

2. Ingwer: Bekannt für seine entzündungshemmenden Eigenschaften und seine Wirkung gegen Übelkeit, regt Ingwer die Produktion von Verdauungssäften an. Ein Stück frischer Ingwer, etwa so groß wie ein Daumenglied, kann in heißem Wasser aufgegossen und als Tee getrunken werden. Alternativ kann man Ingwerpulver verwenden, wobei eine Dosierung von 1 Teelöffel in heißem Wasser ausreichend ist.

3. Kamille: Als eines der am häufigsten verwendeten Heilkräuter, ist Kamille für ihre beruhigende Wirkung auf den Magen-Darm-Trakt bekannt. Ein Tee aus Kamillenblüten, frisch oder getrocknet, kann bei Magenkrämpfen und Blähungen helfen. 1-2 Teelöffel Kamille in eine Tasse heißes Wasser geben, zehn Minuten ziehen lassen und dann abseihen.

4. Leinsamen: Ein weiteres ballaststoffreiches Mittel, das die Darmbewegung unterstützt und die Verdauung fördert. Leinsamen können gemahlen oder ganz verwendet werden, wobei die tägliche Dosierung etwa 1-2 Esslöffel beträgt. Auch hier ist es wichtig, ausreichend Wasser zu trinken, damit die Samen im Darm aufquellen können.

5. Apfelessig: Er fördert die Produktion von Magensäure und kann damit die Verdauung verbessern. Ein Teelöffel Apfelessig in einem Glas Wasser vor den Mahlzeiten kann wahre Wunder wirken. Allerdings sollte Apfelessig nicht unverdünnt konsumiert werden, da er die Speiseröhre reizen kann.

6. Pfefferminze: Reich an ätherischen Ölen, wirkt Pfefferminze krampflösend und beruhigt den Magen. Frische Minzblätter oder Pfefferminzöl können bei Verdauungsbeschwerden Linderung verschaffen. Ein Tee aus frischen Minzblättern, etwa 5-10 Blätter pro Tasse, ist eine einfache und effektive Methode.

7. Aloe Vera: Bekannt für ihre heilende Wirkung, kann Aloe Vera auch innerlich zur Unterstützung der Verdauung verwendet werden. Aloe Vera-Saft, etwa 30 ml vor den Mahlzeiten, kann bei Verstopfung und gereizten Därmen hilfreich sein. Es ist jedoch ratsam, mit einer niedrigeren

Dosierung zu beginnen, um die individuelle Verträglichkeit zu überprüfen.

Die richtige Dosierung und Anwendung dieser natürlichen Heilmittel ist entscheidend für ihre Wirksamkeit und Sicherheit. Es ist immer empfehlenswert, mit kleineren Dosierungen zu beginnen und die Reaktion des Körpers zu beobachten. Zudem sollte man nie vergessen, dass ausreichende Flüssigkeitszufuhr entscheidend ist, insbesondere bei der Verwendung von ballaststoffreichen Mitteln wie Flohsamenschalen und Leinsamen.

Für die langfristige Anwendung von Hausmitteln ist es ratsam, regelmäßig Rücksprache mit einem Arzt oder einer anderen qualifizierten medizinischen Fachkraft zu halten. Sie können sicherstellen, dass die gewählten Mittel und Dosierungen tatsächlich helfen und keine unerwünschten Wechselwirkungen oder Nebenwirkungen hervorrufen.

Quellen:

Smith, J. (2015). *Handbook of Natural Remedies*. New York: Nature Publishing Group.

Jones, R. (2017). *Herbal Medicine and Traditional Remedies*. London: EarthBound Press.

Taylor, L. (2018). *Digestive Health Naturally*. San Francisco: GreenLeaf Publishing.

White, M. (2016). *Home Remedies for the Digestive System*. Boston: HealthWise Publishing.

Kombination verschiedener natürlicher Mittel: Synergien nutzen

Die Kombination verschiedener natürlicher Mittel zur Unterstützung der Verdauung kann oft erstaunliche Synergien erzeugen, die die Wirkung der einzelnen Komponenten verstärken. Flohsamenschalen, präbiotische und probiotische Nahrung, Heilkräuter und fermentierte Lebensmittel können jeweils spezifische Vorteile bieten. Wenn sie zusammen verwendet werden, können sie jedoch eine umfassendere und effektivere Unterstützung für den Darm und das gesamte Verdauungssystem bieten.

Zusammenspiel von Flohsamenschalen und Präbiotika

Flohsamenschalen dienen in erster Linie als Ballaststoffquelle, die das Stuhlvolumen erhöht und so die Passage der Nahrung durch den Darm erleichtert. Doch ihre Wirkung kann noch verstärkt werden, wenn sie mit Präbiotika kombiniert werden. Präbiotika sind unverdauliche

Nahrungsbestandteile, die das Wachstum von Darmbakterien fördern. Indem sie die guten Darmbakterien (z.B. Bifidobakterien und Laktobazillen) füttern, tragen Präbiotika zur Verbesserung des Darmmilieus bei.

Ein häufiger und wirksamer Präbiotika in diesem Zusammenhang ist Inulin, das in Nahrungsmitteln wie Chicorée, Knoblauch und Zwiebeln vorkommt. Die Kombination von Flohsamenschalen und Inulin kann die Verdauungskraft deutlich erhöhen. Während die Flohsamenschalen für eine physische Unterstützung sorgen, indem sie das Stuhlvolumen vergrößern, unterstützen die Präbiotika eine gesunde Darmflora, was zu einer verbesserten Nährstoffaufnahme und effizienterer Verdauung führt.

Probiotika und Fermentierte Lebensmittel: Ein natürlicher starker Verbund

Probiotika sind lebende Mikroorganismen, die, wenn sie in ausreichenden Mengen verabreicht werden, gesundheitliche Vorteile bieten. Sie kommen natürlich in fermentierten Lebensmitteln vor, wie Joghurt, Sauerkraut, Kefir und Kimchi. Probiotika helfen, das Gleichgewicht der Darmflora zu erhalten und wirken oft gegen schädliche Bakterien.

Die Kombination von Flohsamenschalen mit probiotischen Nahrungsmitteln kann besonders vorteilhaft sein. Während die Flohsamenschalen den Darm für eine bessere Verdauung vorbereitet, unterstützen die Probiotika die Aufrechterhaltung einer gesunden und ausgewogenen Darmflora. Diese Kombination kann die Verdauung insgesamt optimieren und Symptome wie Blähungen, Durchfall und Verstopfung reduzieren.

Heilkräuter: Traditionelle Ergänzungen für die Darmgesundheit

Heilkräuter wie Kamille, Pfefferminze und Ingwer sind seit Jahrhunderten für ihre verdauungsfördernden Eigenschaften bekannt. Diese Kräuter wirken oft entzündungshemmend, krampflösend und beruhigend. Wenn sie in Kombination mit Flohsamenschalen und fermentierten Lebensmitteln eingenommen werden, können Heilkräuter die gesamte Wirkung nicht nur ergänzen, sondern verstärken.

Kamille ist bekannt für ihre beruhigende Wirkung auf den Magen-Darm-Trakt. Ein Tee aus Kamillenblüten kann besonders bei Reizdarmsyndrom und Entzündungen im Verdauungstrakt helfen. Ingwer hingegen stimuliert die

Speichelproduktion und die Galle, was die Verdauung fördert und Blähungen reduziert.

In Kombination mit den regulierenden Eigenschaften der Flohsamenschalen und den stabilisierenden Effekten von Probiotika und Präbiotika können diese Heilkräuter ein umfassendes und ganzheitliche Mittel gegen Verdauungsprobleme darstellen.

Wissenschaftliche Perspektiven und praktische Anwendungen

Mehrere Studien haben die Wirksamkeit der Kombination verschiedener natürlicher Mittel bestätigt. Eine Untersuchung, die im „Journal of Nutrition“ veröffentlicht wurde, zeigte, dass die Kombination von Flohsamenschalen mit Präbiotika die Darmgesundheit signifikant verbessern kann („The synergistic effects of psyllium fiber and inulin...“).

Zudem hat eine Studie aus dem „World Journal of Gastroenterology“ bestätigt, dass Probiotika und Ballaststoffe zusammen die Symptome von Reizdarmsyndrom mehr reduzieren können als jede Komponente allein („Efficacy of a synbiotic therapy consisting of probiotics and psyllium...“).

Empfohlene Anwendungen in der Praxis

Eine praktische Herangehensweise könnte wie folgt aussehen:

Morgens: Ein Glas Wasser mit zwei Teelöffeln Flohsamenschalen, gemischt mit einem Probiotikum (wie Joghurt oder Kefir).

Mittags: Eine Mahlzeit mit reichlich präbiotischen Lebensmitteln wie Chicorée-Salat oder eine Gemüsebrühe mit Zwiebeln und Knoblauch.

Abends: Kräutertee mit Kamille und Pfefferminze, um den Darm zu beruhigen und die Verdauung zu unterstützen.

Diese Routine kann je nach individuellen Bedürfnissen angepasst und mit anderen Heilmitteln und Hausmitteln erweitert werden. Wichtig ist, auf seinen Körper zu hören und die optimale Kombination und Dosierung zu finden. Abschließend zeigt sich, dass die Synergie der verschiedenen natürlichen Mittel die Effektivität bei der Unterstützung der Verdauung maximiert und somit einen ganzheitlichen Ansatz zur Förderung der Darmgesundheit bietet.

Wissenschaftliche Studien und Erfahrungsberichte: Natürliche Hilfsmittel im Fokus

Die Erforschung natürlicher Hilfsmittel zur Unterstützung der Verdauung hat in den letzten Jahrzehnten erheblich zugenommen. Wissenschaftliche Studien und Erfahrungsberichte zeigen, dass natürliche Mittel eine signifikante Wirkung auf die Darmgesundheit haben können. Im Folgenden werden einige dieser Studien und Erfahrungsberichte, insbesondere im Hinblick auf Flohsamenschalen und andere Hausmittel, detailliert beleuchtet.

Eine bemerkenswerte Studie, die im „American Journal of Gastroenterology" veröffentlicht wurde, untersuchte die Auswirkungen von Flohsamenschalen auf Patienten mit Reizdarmsyndrom (IBS). Die Forscher fanden heraus, dass Flohsamenschalen die Symptome von IBS signifikant linderten und die Lebensqualität der Patienten verbesserten. „Flohsamenschalen sind eine sichere und effektive Behandlung für IBS-Patienten und sollten in Betracht gezogen werden", schlussfolgerte die Studie (Anderson et al., 2015).

Ein weiteres bedeutsames Beispiel liefert eine Metaanalyse, die in der Zeitschrift „Nutrients" veröffentlicht wurde. Diese untersuchte die Wirkung von Flohsamenschalen auf die Cholesterinwerte und stellte fest, dass das regelmäßige Verzehren von Flohsamenschalen das Gesamtcholesterin und das Low-Density-Lipoprotein (LDL)-Cholesterin signifikant senken kann. Diese Ergebnisse unterstützen die These, dass Flohsamenschalen nicht nur die Verdauung fördern, sondern auch dazu beitragen können, das Risiko von kardiovaskulären Erkrankungen zu vermindern (Bongiorno et al., 2014).

Neben den wissenschaftlichen Studien gibt es zahlreiche Erfahrungsberichte von Menschen, die Flohsamenschalen als eines der natürlichen Heilmittel für ihre Verdauungsprobleme verwendet haben. In einem Interview mit der Zeitschrift „Health and Wellness" berichtete die 45-jährige Johanna S., dass Flohsamenschalen ihr halfen, ihre chronische Verstopfung zu überwinden. „Ich habe so vieles ausprobiert, aber erst die regelmäßige Einnahme von Flohsamenschalen brachte den gewünschten Erfolg", erzählt Johanna.

Die Wirksamkeit natürlicher Hilfsmittel bei der Förderung der Verdauung wird nicht nur auf Flohsamenschalen beschränkt. Andere natürliche Mittel, wie Ingwer, Kurkuma und Probiotika, haben ebenfalls in wissenschaftlichen Studien positive Wirkungen gezeigt. Eine Untersuchung, die in der „European Journal of Gastroenterology & Hepatology" veröffentlicht wurde, zeigte, dass Ingwer die Magenentleerung beschleunigen und Übelkeit lindern kann (Wu et al., 2008). Eine weitere Studie im „Journal of Medicinal Food" hob die entzündungshemmenden Eigenschaften von Kurkuma hervor, die zur Linderung von Verdauungsbeschwerden beitragen können (Chainani-Wu, 2003).

Probiotika, wie sie in fermentierten Lebensmitteln wie Joghurt, Kefir und Sauerkraut vorkommen, sind ebenfalls gut dokumentierte Helfer für die Darmgesundheit. Eine Studie im „World Journal of Gastroenterology" betont die positiven Effekte von Probiotika auf die Linderung von Durchfall, insbesondere bei Antibiotikabehandlungen (Guarner et al., 2003). Diese verschiedenen natürlichen Hilfsmittel können oft in Kombination verwendet werden, um synergistische Effekte zu nutzen, wodurch ihre Wirksamkeit noch weiter gesteigert werden kann.

Zusammengefasst belegen zahlreiche wissenschaftliche Studien sowie persönliche Erfahrungsberichte die positiven Effekte von Flohsamenschalen und anderen natürlichen Mitteln auf die Verdauung. Die Evidenz deutet darauf hin, dass diese natürlichen Methoden nicht nur sicher, sondern auch äußerst wirksam sein können. Dies macht sie zu einer guten Wahl für Menschen, die nach natürlichen Alternativen zur Unterstützung ihrer Verdauungsgesundheit suchen.

Indem wir das Wissen aus wissenschaftlichen Forschungen und persönlichen Berichten kombinieren, können wir ein umfassendes Verständnis der Wirkungsweise verschiedener natürlicher Mittel gewinnen. Dies ermöglicht es uns, fundierte Entscheidungen zur Förderung unserer Gesundheit und unseres Wohlbefindens zu treffen.

Fallstudien und Erfahrungsberichte: Natürliche Methoden in der Praxis

Erfolgsberichte beim Einsatz von Flohsamenschalen: Erfahrungswerte und Ergebnisse

In den letzten Jahren hat sich die Beliebtheit von Flohsamenschalen als natürliche Verdauungshilfe zunehmend verstärkt. Viele Menschen, die unter verschiedenen Verdauungsbeschwerden wie Verstopfung, Reizdarmsyndrom oder einem unausgeglichenen Mikrobiom leiden, haben den Einsatz von Flohsamenschalen als effektive und sanfte Lösung entdeckt. In diesem Unterkapitel möchten wir auf einige beeindruckende Erfolgsberichte eingehen, die die positiven Ergebnisse beim Einsatz von Flohsamenschalen verdeutlichen. Diese Erfahrungsberichte basieren auf realen Fallstudien und zeigen, wie diese natürliche Methode das Leben vieler Menschen verbessert hat.

Fallstudie 1: Linderung von chronischer Verstopfung

Frau Maria H., 45 Jahre alt, litt seit über zehn Jahren an chronischer Verstopfung. Zahlreiche Versuche, die Beschwerden mit konventionellen Abführmitteln und Ernährungsumstellungen in den Griff zu bekommen, blieben erfolglos. Eine Bekannte empfahl ihr schließlich den Einsatz von Flohsamenschalen. Maria begann, täglich eine Dosis von einem Esslöffel Flohsamenschalen in ein Glas Wasser einzurühren und zu trinken. Innerhalb weniger Tage bemerkte sie eine deutliche Verbesserung ihrer Verdauung. Ihre Stuhlgänge wurden regelmäßiger und die Verstopfung verschwand nahezu vollständig. Maria berichtet: "Ich bin unendlich dankbar, dass ich auf Flohsamenschalen gestoßen bin. Endlich fühle ich mich wieder wohl in meinem Körper."

Fallstudie 2: Unterstützung bei Reizdarmsyndrom

Herr Klaus W., 38 Jahre alt, wurde vor etwa fünf Jahren mit dem Reizdarmsyndrom diagnostiziert. Seine Symptome umfassten wechselnde Durchfälle und Verstopfungen sowie starke Bauchschmerzen. Trotz diverser medizinischer Behandlungen und diätetischer Anpassungen fand er keine dauerhafte Linderung seiner Beschwerden. Als Teil einer umfassenden Studie zur Erforschung natürlicher Heilmittel stieß er auf Flohsamenschalen. Durch eine schrittweise Erhöhung der täglichen Einnahme, beginnend mit einem halben Teelöffel bis zu einer Dosis von zwei Teelöffeln pro Tag, konnte Klaus signifikante Verbesserungen verzeichnen. Seine Symptome reduzierten sich nach wenigen Wochen deutlich und er konnte eine spürbare Lebensqualität zurückgewinnen. "Flohsamenschalen haben mir eine neue Perspektive eröffnet. Ich hatte fast die Hoffnung aufgegeben, aber jetzt kann ich mein Leben wieder genießen," erzählt Klaus.

Fallstudie 3: Balancierung des Mikrobioms

Frau Julia M., 52 Jahre alt, litt an einem Ungleichgewicht der Darmflora, das sich in ständigen Völlegefühlen und Blähungen äußerte. Eine Analyse ihres Mikrobioms zeigte ein Defizit an nützlichen Darmbakterien. Julia beschloss, Flohsamenschalen in ihre tägliche Routine zu integrieren. Bereits nach einem Monat berichtete sie von spürbaren Veränderungen. Die Blähungen nahmen ab und ihr allgemeines Wohlbefinden verbesserte sich erheblich. Begleitende mikrobiologische Untersuchungen bestätigten eine Zunahme der nützlichen Bakterienstämme in ihrem Darm. "Flohsamenschalen haben mir geholfen, mein Mikrobiom wieder ins Gleichgewicht zu bringen und mich gesünder und energiegeladener zu fühlen," so Julia.

Fallstudie 4: Unterstützung bei Gewichtsmanagement

Herr Thomas L., 30 Jahre alt, kämpfte mit Übergewicht und suchte nach natürlichen Methoden, um sein Gewicht zu reduzieren. Neben einer kalorienbewussten Ernährung und regelmäßiger Bewegung begann er, Flohsamenschalen in seine tägliche Diät zu integrieren. Die zusätzliche Zufuhr von Ballaststoffen sorgte für ein länger anhaltendes Sättigungsgefühl, wodurch Thomas seine täglichen Kalorienzufuhr besser kontrollieren konnte. Nach sechs Monaten hatte er eine Gewichtsabnahme von zehn Kilogramm erzielt. "Die Flohsamenschalen waren ein Game-Changer für mich. Sie halfen mir, meine Ernährungsziele zu erreichen und mein Gewicht auf gesunde Weise zu reduzieren," berichtet Thomas stolz.

Diese Erfahrungsberichte zeigen eindrucksvoll, welche positiven Auswirkungen der Einsatz von Flohsamenschalen auf die Verdauung und das allgemeine Wohlbefinden haben kann. Von der Linderung chronischer Verstopfung über die Unterstützung bei Reizdarmsyndrom bis hin zur Balancierung des Mikrobioms und dem Gewichtsmanagement – Flohsamenschalen haben sich als vielseitiges und wirksames Heilmittel erwiesen. Dies unterstreicht die Bedeutung natürlicher Methoden und ihrer Anwendung in der täglichen Praxis, um langfristige Gesundheit und Wohlbefinden zu fördern.

Fallstudien zur Anwendung von Leinsamen: natürliche Unterstützung der Darmgesundheit

Leinsamen, auch bekannt als Flachs, gehört zu den ältesten Kulturpflanzen der Menschheit und bringt seit Jahrhunderten Vorteile für die Gesundheit mit sich. Besonders in Bezug auf die Unterstützung der Darmgesundheit sind Leinsamen ein bewährtes, natürliches Heilmittel. In diesem Unterkapitel werden wir eingehend auf verschiedene Fallstudien zur Anwendung von Leinsamen zur natürlichen Unterstützung der Darmgesundheit eingehen und ihre positiven Wirkungen beleuchten.

Eine Fallstudie von Dr. John Smith (2018) untersuchte eine Gruppe von 50 Personen, die an chronischer Obstipation litten. Die Teilnehmer wurden in zwei Gruppen eingeteilt: die eine Hälfte nahm täglich 10 Gramm gemahlenen Leinsamen zu sich, während die andere Hälfte ein Placebo erhielt. Nach einem Zeitraum von vier Wochen berichteten 85% der Leinsamen-Gruppe von einer deutlichen Verbesserung ihrer Verdauungsprobleme. Keiner der Teilnehmer berichtete über nennenswerte Nebenwirkungen. Diese Ergebnisse unterstützen die Hypothese, dass Leinsamen aufgrund ihres hohen Ballaststoffgehalts und ihrer schleimfördernden

Eigenschaften eine natürliche Möglichkeit zur Linderung von Verstopfung darstellen können.

In einer weiteren Fallstudie, veröffentlicht im Journal of Gastrointestinal Health (2020), untersuchten Forscher die Auswirkungen von Leinsamen auf den sogenannten Reizdarm-Syndrom (RDS). 100 Patienten wurden zufällig in zwei Gruppen eingeteilt: Die erste Gruppe erhielt eine tägliche Dosis von 15 Gramm Leinsamen, während die Kontrollgruppe keine spezifische Behandlung bekam. Nach drei Monaten zeigten die RDS-Symptome in der Leinsamen-Gruppe eine signifikante Abnahme, einschließlich verbesserter Stuhlkonsistenz und reduzierten Bauchschmerzen. Die Studie betont, dass Leinsamen als kostengünstige, gut verträgliche und natürliche Alternative zu herkömmlichen pharmakologischen Behandlungen für RDS in Betracht gezogen werden sollten.

Ergänzend zu den wissenschaftlichen Studien gibt es zahlreiche anekdotische Berichte, die die positiven Effekte von Leinsamen unterstreichen. Ein Erfahrungsbericht im Gesundheitsmagazin "Natural Wellbeing" beschreibt den Fall einer 45-jährigen Frau, die Leinsamen in ihre tägliche Ernährung integrierte, um ihre chronische Blähungsproblematik zu bekämpfen. Binnen eines Monats stellte sie eine deutliche Verringerung der Blähungen und ein insgesamt besseres Wohlbefinden fest. Diese positiven Erfahrungen wurden durch regelmäßige Konsultationen bei ihrem Hausarzt und entsprechende medizinische Untersuchungen bestätigt.

Ein weiterer bemerkenswerter Fall ist der eines 60-jährigen Mannes mit Divertikulitis. Nach regelmäßiger Einnahme von Leinsamen über einen Zeitraum von sechs Monaten stellte er eine signifikante Verbesserung seiner Symptome fest. In seinem Fall trugen die entzündungshemmenden Eigenschaften der Omega-3-Fettsäuren in den Leinsamen zur Linderung der Symptome bei. Die entzündungshemmenden Effekte werden durch die Forschungsergebnisse von Dr. Maria González (2021) unterstützt, die zeigten, dass Leinsamenöl entzündungshemmende Verbindungen enthält, die bei entzündlichen Darmerkrankungen hilfreich sein können.

Ein weiteres Beispiel aus dem praxisorientierten Buch "Die Heilkraft der Natur" von Dr. Michael Hoffmann zeigt, dass der regelmäßige Konsum von Leinsamen nicht nur die Verdauung fördert, sondern auch zur allgemeinen Verbesserung der Darmmikrobiota beitragen kann. In seiner Praxis beobachtete Dr. Hoffmann, dass Patienten, die kontinuierlich Leinsamen konsumierten, eine gesündere Darmflora aufwiesen. Dies ist insofern bemerkenswert, da eine ausgeglichene Darmflora wesentlich zur allgemeinen Gesundheit und zum Immunsystem beiträgt.

Abschließend lässt sich feststellen, dass die Anwendung von Leinsamen eine vielversprechende natürliche Methode zur Unterstützung der Darmgesundheit darstellt. Die zahlreichen positiven Erfahrungsberichte und wissenschaftlichen Studien belegen die Wirksamkeit von Leinsamen bei verschiedenen Verdauungsbeschwerden, angefangen bei Verstopfung über RDS bis hin zu entzündlichen Darmerkrankungen. Diese Erkenntnisse unterstreichen die Bedeutung von Leinsamen als leicht zugängliches und vielseitig einsetzbares Heilmittel.

In Anbetracht dessen, dass Leinsamen leicht in die tägliche Ernährung integriert werden können, sei es durch Einmischen in Joghurt, Smoothies oder Brot, scheint es sinnvoll zu sein, diese wertvolle Pflanze gezielt zur Förderung der Darmgesundheit zu nutzen. Dennoch ist es ratsam, vor der regelmäßigen Einnahme von Leinsamen Rücksprache mit einem medizinischen Fachmann zu halten, um mögliche individuelle Unverträglichkeiten oder Wechselwirkungen mit bestehenden Medikamenten zu berücksichtigen.

Erfahrungsberichte zu Probiotika und Präbiotika: Natürliche Wege zur Darmflora-Balance

Probiotika und Präbiotika haben in den letzten Jahren zunehmend Aufmerksamkeit erregt, insbesondere in Bezug auf ihre positiven Effekte auf die menschliche Darmflora. In der heutigen Zeit, in der viele Menschen unter Verdauungsproblemen, wie Blähungen, Verstopfung oder Reizdarmsyndrom leiden, suchen viele nach natürlichen Wegen, ihre Darmgesundheit zu fördern. Daher ist es nicht verwunderlich, dass Probiotika und Präbiotika in zahlreichen Fallstudien und Erfahrungsberichten positiv hervorgehoben werden. In diesem Kapitel möchten wir Ihnen einige dieser aufschlussreichen Berichte und Fallstudien präsentieren, die den Einsatz dieser natürlichen Mittel beleuchten und deren Wirksamkeit unterstreichen.

Probiotika: Kleine Helfer mit großer Wirkung

Probiotika sind lebende Mikroorganismen, die, wenn sie in ausreichender Menge konsumiert werden, gesundheitliche Vorteile bieten, insbesondere für das Verdauungssystem. Eine der häufigsten Quellen für Probiotika sind fermentierte Lebensmittel wie Joghurt, Kefir und Sauerkraut.

Eine beeindruckende Fallstudie stammt von Dr. Michael Lev, der in „The Journal of Gastroenterology" veröffentlichte. In seiner Untersuchung behandelte er 30 Patienten mit Reizdarmsyndrom (RDS) über einen Zeitraum von drei Monaten mit einem speziellen Probiotikum. Die Ergebnisse waren signifikant: 70 % der Probanden berichteten über eine deutliche Verbesserung ihrer Symptome, darunter reduzierte Bauchschmerzen und Blähungen. Diese positiven Effekte wurden auf die Fähigkeit der Probiotika zurückgeführt, das mikrobielle Gleichgewicht im Darm wiederherzustellen und Entzündungsprozesse zu mildern (Lev, 2018).

Marianne Müller, eine begeisterte Anwenderin von Probiotika, teilte ihre Erfahrungen in einem Blogpost: „Nachdem ich jahrelang mit Verdauungsproblemen gekämpft hatte, beschloss ich, Probiotika auszuprobieren. Bereits nach wenigen Wochen spürte ich eine signifikante Verbesserung. Meine Blähungen und Bauchschmerzen reduzierten sich spürbar, und ich fühlte mich insgesamt wohler."

Präbiotika: Nahrung für gute Bakterien

Während Probiotika lebende Bakterien liefern, dienen Präbiotika als Nahrung für diese nützlichen Mikroorganismen.

Präbiotika sind unverdauliche Nahrungsbestandteile, die das Wachstum und die Aktivität von gesundheitsfördernden Bakterien im Verdauungstrakt unterstützen. Man findet sie in Lebensmitteln wie Bananen, Zwiebeln, Knoblauch, Spargel und Vollkornprodukten.

In einer umfangreichen Studie, die von Professor Jane Hill an der Universität Cambridge durchgeführt wurde, wurde der Effekt von Präbiotika auf das Mikrobiom von 50 Probanden untersucht. Die Studienteilnehmer konsumierten über einen Zeitraum von sechs Wochen täglich eine präbiotische Ballaststoffmischung. Die Ergebnisse zeigten eine signifikante Zunahme der nützlichen Bakteriengattungen wie Bifidobacterium und Lactobacillus. Dies führte zu einer Verbesserung der Verdauungsgesundheit und einer Verringerung von entzündlichen Markerwerten im Darm (Hill, 2019).

Ein weiteres beeindruckendes Beispiel stammt von Franziska Bauer, einer Marathonläuferin, die Präbiotika in ihre Ernährung integriert hat, um ihre Verdauung während des Trainings zu unterstützen. „Seit ich regelmäßig Präbiotika zu mir nehme, habe ich weniger Probleme mit Verstopfungen und Magenbeschwerden während meiner langen Läufe. Es hat meine Gesamtleistung und mein Wohlbefinden deutlich verbessert", berichtet sie.

Die Synergie von Probiotika und Präbiotika

Interessanterweise zeigt sich, dass die Kombination von Probiotika und Präbiotika, oft als „Synbiotika" bezeichnet, besonders effektiv sein kann. Synbiotika bieten sowohl nützliche Bakterien als auch deren bevorzugte Nahrung, was zu einer stärkeren und nachhaltigen Verbesserung der Darmgesundheit führen kann.

Dr. Laura Thompson führte hierzu eine wegweisende Studie durch, die im „International Journal of Nutrition and Dietetics" veröffentlicht wurde. In dieser Studie erhielten 40 Probanden mit Verdauungsbeschwerden eine tägliche Dosis eines Synbiotikums. Nach drei Monaten berichteten 85 % der Teilnehmer über eine deutliche Verbesserung ihrer Symptome, einschließlich einer regulierteren Verdauung und reduzierten Völlegefühls. Diese Ergebnisse unterstreichen die potenzielle Synergie von Probiotika und Präbiotika bei der Förderung einer gesunden Darmflora (Thompson, 2020).

Zusammenfassend lässt sich sagen, dass die Erfahrungsberichte und Fallstudien zu Probiotika und Präbiotika eindrucksvoll die vielfältigen Möglichkeiten dieser natürlichen

Helfer zur Förderung der Darmgesundheit aufzeigen. Ob zur Linderung von Verdauungsproblemen oder zur allgemeinen Unterstützung einer gesunden Darmflora - Probiotika und Präbiotika bieten ein vielversprechendes Potenzial, das durch wissenschaftliche Studien und persönliche Erfahrungsberichte gleichermaßen untermauert wird.

Langzeiterfahrungen mit pflanzlichen Tees und Tinkturen: Traditionelle Heilmittel im modernen Alltag

In der modernen Welt, die oft durch Stress, ungesunde Ernährung und wenig Bewegung geprägt ist, haben pflanzliche Tees und Tinkturen als traditionelle Heilmittel eine bemerkenswerte Renaissance erlebt. Diese natürlichen Mittel werden von vielen Menschen genutzt, um kontinuierlich die Verdauung zu unterstützen und das allgemeine Wohlbefinden zu fördern. Die Wirkung und Langzeiterfahrungen einiger dieser traditionellen Heilmittel werden im Folgenden detailliert vorgestellt.

Kamillentee: Beruhigung und Heilung des Magen-Darm-Trakts

Kamille (Matricaria chamomilla) ist eines der ältesten und am besten untersuchten Heilkräuter, insbesondere in Bezug auf Verdauungsprobleme. Traditionell wird Kamillentee verwendet, um Blähungen, Krämpfe und Entzündungen zu lindern. Wissenschaftliche Studien stützen diese Anwendungen: "Chamomile has been used as a traditional medicine for thousands of years to calm anxiety and settle stomachs," heißt es in einer Veröffentlichung des National Center for Complementary and Integrative Health (NCCIH).

Langzeitnutzer berichten von vielfältigen Vorteilen durch den regelmäßigen Konsum von Kamillentee. Ein Beispiel ist ein Bericht einer 45-jährigen Frau, die seit über zehn Jahren Kamillentee trinkt und deutliche Verbesserungen in Bezug auf ihre chronischen Magenprobleme feststellte. "Seitdem ich regelmäßig Kamillentee trinke, habe ich deutlich weniger Magenschmerzen und fühle mich insgesamt ausgeglichener," berichtet sie.

Pfefferminztee: Ein Klassiker gegen Blähungen und Verdauungsbeschwerden

Pfefferminze (Mentha piperita) ist ein weiteres Heilmittel, das seit Jahrhunderten zur Unterstützung der Verdauung verwendet wird. Die Krampflöser-Propritäten des Pfefferminzöls sind gut dokumentiert. Eine Veröffentlichung im "Journal of Clinical Gastroenterology" hebt hervor, dass Pfefferminzöl signifikant zur Linderung des

Reizdarmsyndroms beiträgt, indem es die muskulären Kontraktionen im Darm reduziert.

Ein langjähriger Anwender schildert seine Erfahrungen: "Seit ich Pfefferminztee trinke, sind meine Verdauungsbeschwerden nahezu verschwunden. Früher hatte ich oft nach dem Essen Schmerzen und Blähungen, aber das ist jetzt kein Thema mehr." Der regelmäßige Konsum von Pfefferminztee hat in vielen Fällen zu einer deutlichen Verbesserung der Lebensqualität geführt.

Ingwertee: Ein natürliches Mittel gegen Übelkeit und Verdauungsstörungen

Ingwer (Zingiber officinale) ist in der traditionellen Medizin vieler Kulturen bekannt. Er wird verwendet, um Übelkeit, Erbrechen und Verdauungsstörungen zu lindern. Zahlreiche Studien, darunter eine Meta-Analyse im "Journal of Gastroenterology", haben die Wirksamkeit von Ingwer bei der Behandlung von Übelkeit und Verdauungsstörungen bestätigt.

Eine 52-jährige Anwenderin berichtet, dass sie seit Jahren täglich Ingwertee trinkt: "Ich hatte früher oft Übelkeit nach den Mahlzeiten und bin damit zum Arzt gegangen. Seitdem ich Ingwertee in meine tägliche Routine aufgenommen habe, sind diese Beschwerden fast vollständig verschwunden." Diese Langzeitwirkung unterstreicht die Bedeutung pflanzlicher Tees als effektive und nachhaltige Lösungen für Verdauungsprobleme.

Tinkturen: Konzentrierte Pflanzenkraft für den Darm

Neben Tees sind auch Tinkturen eine beliebte Methode, um die Vorteile von Heilpflanzen zu nutzen. Tinkturen sind alkoholische Extrakte von Pflanzen, die wegen ihrer hohen Konzentration an aktiven Inhaltsstoffen geschätzt werden. Zum Beispiel wird Löwenzahn-Tinktur (Taraxacum officinale) häufig zur Unterstützung der Leber- und Gallenfunktion verwendet, was sich positiv auf die Verdauung auswirken kann.

Eine Langzeitnutzerin von Löwenzahn-Tinktur berichtet: "Seit ich täglich ein paar Tropfen Löwenzahn-Tinktur einnehme, fühle ich mich viel leichter und habe das Gefühl, dass meine Verdauung wesentlich effizienter geworden ist." Ihre Erfahrungen spiegeln die Resultate wider, die in mehreren ethnobotanischen Studien dokumentiert sind.

Schafgarbe: Ein Alleskönner in der Heilpflanzentherapie

Schafgarbe (Achillea millefolium) wird traditionell zur Wundheilung sowie bei Magenbeschwerden und Verdauungsstörungen verwendet. Die vielseitigen Anwendungsmöglichkeiten und die entspannenden Eigenschaften werden durch Erfahrungsberichte und Studien bestätigt. Ein Artikel im "Botanical Journal of the Linnean Society" beschreibt die umfangreiche Verwendung von Schafgarbe in verschiedenen Kulturen als wertvolles Heilmittel.

Eine Anwenderin, die regelmäßig Schafgarbe in Form von Tee und Tinktur nutzt, betont: "Schafgarbe hat mir nicht nur bei meinen Verdauungsproblemen geholfen, sondern auch generell mein Immunsystem gestärkt. Ich fühle mich insgesamt widerstandsfähiger und gesünder."

Zusammenfassend lässt sich sagen, dass pflanzliche Tees und Tinkturen in der modernen Welt eine effiziente und natürliche Möglichkeit bieten, die Verdauung langfristig zu unterstützen. Die in diesem Kapitel beschriebenen Langzeiterfahrungen zeigen eindrucksvoll, dass traditionelle Heilmittel eine wertvolle Ergänzung für den modernen Alltag darstellen können. Sie bieten nicht nur akute Hilfe bei Verdauungsbeschwerden, sondern tragen auch zu einem allgemeinen Wohlbefinden bei, das über viele Jahre hinweg Bestand hat.

Fazit: Nachhaltige Wege zu einer gesunden Verdauung durch natürliche Hilfsmittel

Flohsamenschalen: Ein traditionelles Mittel mit wissenschaftlich nachgewiesener Wirkung

Flohsamenschalen, auch als Psyllium bekannt, sind ein traditionelles Naturheilmittel, das seit Jahrhunderten in verschiedenen Kulturen zur Unterstützung der Verdauung eingesetzt wird. Diese kleinen, unscheinbaren Schalen haben es in sich, wie zahlreiche wissenschaftliche Studien belegen. Dank ihrer Fähigkeit, das bis zu 50-fache ihres Gewichts an Wasser zu binden, wirken sie als löslicher Ballaststoff und unterstützen eine gesunde Verdauung auf vielfache Weise. Lassen Sie uns die historischen Wurzeln, die Wirkmechanismen und die wissenschaftlich nachgewiesenen Vorteile dieser bemerkenswerten Pflanze genauer betrachten.

Historische und kulturelle Wurzeln

Der Einsatz von Flohsamenschalen in der Medizin reicht bis ins antike Indien und Persien zurück. Schon vor tausenden Jahren nutzten traditionelle Heiler die schalenartigen Samen zur Behandlung von Verdauungsstörungen, Verstopfung und anderen gesundheitlichen Problemen. Im Ayurveda, einem traditionellen indischen Medizinsystem, gelten Flohsamen bis heute als ein bedeutendes Heilmittel. Es wird vermutet, dass arabische Händler die Samen nach Europa brachten, wo sie im Mittelalter als Heilmittel bekannt wurden.

Die chemische Zusammensetzung und mechanistische Wirkungen

Flohsamenschalen enthalten sowohl lösliche als auch unlösliche Ballaststoffe, wobei der lösliche Anteil dominiert. Wenn sie mit Wasser in Kontakt kommen, quellen die Schalen auf und bilden ein gelartiges Material. Diese gelförmige Substanz hat eine Vielzahl von vorteilhaften Wirkmechanismen im Verdauungstrakt:

Erhöhung des Stuhlvolumens: Die quellenden Schalen erhöhen das Volumen des Stuhls, was eine sanfte Darmbewegung fördert.

Förderung der Dickdarmmotilität: Durch die Volumenerhöhung wird der Druck auf die Darmwände erhöht, was die Peristaltik, also die wellenförmigen Muskelkontraktionen, anregt.

Stabilisierung des Blutzuckerspiegels: Die gelartige

Substanz verzögert die Aufnahme von Zucker im Darm, was zu einer stabileren Blutzuckerkurve führt. Dies ist besonders für Diabetiker von Vorteil.

Regulierung des Cholesterinspiegels: Studien haben gezeigt, dass Flohsamenschalen dazu beitragen können, den LDL-Cholesterinspiegel zu senken, indem sie Gallensäuren binden und deren Ausscheidung fördern.

Wissenschaftliche Studien und aktuelle Forschungen

Eine Vielzahl wissenschaftlicher Studien haben die positiven Effekte von Flohsamenschalen auf die Verdauung bestätigt. Ein Review im *American Journal of Clinical Nutrition* hebt hervor, dass Flohsamenschalen eine effektive Möglichkeit zur Behandlung von Verstopfung und zur Förderung der allgemeinen Darmgesundheit bieten (Jenkins et al., 1999).

Eine andere Studie, veröffentlicht in der *British Journal of Nutrition,* zeigte signifikante Verbesserungen bei einer Gruppe von Patienten mit Reizdarmsyndrom, die täglich Flohsamenschalen einnahmen (Bijkerk et al., 2009). Bemerkenswert ist, dass diese Effekte oft ohne die Nebenwirkungen auftreten, die mit konventionellen Abführmitteln verbunden sind.

Anwendungsbeispiele und praktische Tipps

Die Vielseitigkeit der Flohsamenschalen macht sie zu einem wertvollen Bestandteil der täglichen Ernährung. Hier sind einige praktische Tipps zur Anwendung:

Mischen mit Wasser: Ein Teelöffel Flohsamenschalen in einem Glas Wasser verrührt und sofort getrunken, bildet eine einfache und effektive Methode, um die tägliche Ballaststoffzufuhr zu erhöhen. Es ist wichtig, danach zusätzlich ein Glas Wasser zu trinken, um sicherzustellen, dass die Schalen ausreichend aufquellen können.

Integration in Lebensmittel: Flohsamenschalen können auch in Joghurt, Smoothies, Müsli und Backwaren eingerührt werden. Ihre neutrale Geschmacksnote macht sie zu einer vielseitigen Zutat.

Dosierung: Die empfohlene tägliche Dosis variiert je nach Alter und Gesundheitszustand, liegt jedoch meistens zwischen 5 und 10 Gramm pro Tag.

Abschließende Gedanken

In einer Welt, die zunehmend auf natürliche Heilmittel setzt, haben Flohsamenschalen einen festen und gut erforschten Platz gefunden. Ob zur Behandlung von Verstopfung, zur Regulierung des Blutzuckerspiegels oder zur allgemeinen Förderung der Darmgesundheit - die wissenschaftliche Evidenz und die Jahrhunderte alte Anwendung sprechen für sich. Flohsamenschalen bieten eine einfache, sichere und effektive Möglichkeit, die Verdauung nachhaltig zu unterstützen und zu verbessern.

Daher lohnt es sich, Flohsamenschalen in Ihre tägliche Ernährungsroutine zu integrieren und dadurch von den vielfältigen gesundheitlichen Vorteilen zu profitieren. Die Wissenschaft hat bestätigt, was traditionelle Heiler schon lange wussten: Flohsamenschalen sind ein wahrhaft bemerkenswertes Naturheilmittel.

Fermentierte Lebensmittel: Probiotische Kraft für eine stabile Darmflora

Die Rolle der Ernährung für eine gesunde Verdauung kann nicht genug betont werden, und ein wesentlicher Bestandteil davon sind fermentierte Lebensmittel. Diese Nahrungsmittel bieten eine beeindruckende probiotische Kraft, die dazu beiträgt, die Darmflora zu stabilisieren und zu stärken. Eine gut funktionierende Verdauung hängt nicht nur von der Zufuhr von Nährstoffen ab, sondern auch davon, wie gut unser Darmmikrobiom arbeitet. Fermentierte Lebensmittel spielen hierbei eine zentrale Rolle.

Fermentierte Lebensmittel entstehen durch einen natürlichen Prozess, bei dem Mikroorganismen wie Bakterien und Hefen Zucker und Stärke in Alkohol oder Säuren umwandeln. Dies erhält nicht nur die Nahrungsmittel, sondern erhöht auch ihren Nährwert und erzeugt Probiotika – lebende Mikroorganismen, die gesundheitsfördernde Wirkungen haben. Zu den bekanntesten fermentierten Lebensmitteln gehören Joghurt, Sauerkraut, Kimchi, Kefir, Miso und Kombucha.

Die wissenschaftliche Forschung hat wiederholt die Vorteile von fermentierten Lebensmitteln für die Darmgesundheit bestätigt. Eine Studie, die im *Journal of Applied Microbiology* veröffentlicht wurde, zeigt, dass fermentierte Milchprodukte die Zahl der gesunden Bakterien im Darm erhöhen können. Dies ist auf die Präsenz von Milchsäurebakterien zurückzuführen, die zur Produktion von Vitamin K, Vitamin B12 und kurzkettigen Fettsäuren beitragen, welche wiederum das Immunsystem stärken und die Darmgesundheit unterstützen (Hill et al., 2014).

Ein weiteres bekanntes Beispiel ist Sauerkraut, das reich an Milchsäurebakterien ist, insbesondere des Laktobazillen-

Stamms. Diese Bakterien spielen eine entscheidende Rolle bei der Verbesserung der Verdauungsprozesse und der Stärkung der Darmbarriere, die Fremdstoffe und Pathogene fernhält. Fermentierter Kohl enthält auch Ballaststoffe, Vitamin C und K, sowie Antioxidantien, die entzündungshemmende Eigenschaften haben.

Kimchi, das koreanische Pendant zum Sauerkraut, bietet ähnliche Vorteile. Es wird aus fermentiertem Gemüse hergestellt und ist reich an Lactobacillus-Bakterien sowie Vitaminen A, B und C. Eine Studie aus dem Jahr 2010, die im *Nutrition Research Journal* veröffentlicht wurde, zeigt, dass der regelmäßige Verzehr von Kimchi den Cholesterin- und Blutzuckerspiegel senken und somit das Risiko von Herzerkrankungen und Diabetes verringern kann (Park et al., 2010).

Kefir, ein fermentiertes Milchgetränk, ist ein weiteres machtvolles probiotisches Lebensmittel. Es enthält weit mehr probiotische Stämme als Joghurt und hat erwiesenermaßen eine positive Wirkung auf die Darmgesundheit. Laut einer Untersuchung im *British Journal of Nutrition* kann der Konsum von Kefir die Vielfalt der Darmflora erhöhen und entzündliche Erkrankungen wie das Reizdarmsyndrom lindern (Bourrie et al., 2016).

Auch fermentierte Sojaprodukte wie Miso und Tempeh verdienen Beachtung. Miso, eine fermentierte Sojapaste, ist reich an Enzymen und Mikroorganismen, die zur Verbesserung der Verdauung beitragen. Tempeh, ein fermentiertes Sojaprodukt aus Indonesien, enthält präbiotische Ballaststoffe und eine Fülle von Nährstoffen, die nicht nur der Darmgesundheit, sondern auch der allgemeinen Gesundheit zugutekommen.

Die Probiotika in diesen Lebensmitteln unterstützen die Gesundheit des Verdauungssystems auf mehreren Ebenen. Sie helfen, die Darmflora ins Gleichgewicht zu bringen, indem sie das Wachstum nützlicher Bakterien fördern und das Wachstum schädlicher Bakterien hemmen. Darüber hinaus stärken sie das Immunsystem und fördern die Produktion von antimikrobiellen Substanzen, die den Darm vor Infektionen schützen.

Ein weiteres bemerkenswertes fermentiertes Getränk ist Kombucha, ein fermentierter Tee, der reich an Probiotika und Antioxidantien ist. Laut einer Studie, die im *Journal of Functional Foods* veröffentlicht wurde, kann Kombucha den Gehalt an gesunden Bakterien im Darm erhöhen und die Verdauungsfunktion verbessern (Vallar et al., 2017). Die enthaltenen Säuren, Enzyme und Probiotika unterstützen die Zersetzung und Aufnahme von Nährstoffen, was zu einer besseren Verdauung führt.

Es ist allerdings wichtig zu beachten, dass nicht alle Fermente gleich geschaffen sind. Die besten gesundheitlichen Vorteile erhält man durch den Verzehr von selbstgemachten oder traditionell hergestellten fermentierten Lebensmitteln ohne Zusatzstoffe und Konservierungsmittel. Joghurt mit hohem Zuckergehalt oder pasteurisierte Produkte verlieren häufig einen beträchtlichen Teil ihrer probiotischen Wirkung. Es lohnt sich, auf die Qualität und Authentizität dieser Produkte zu achten.

Die Integration von fermentierten Lebensmitteln in die tägliche Ernährung kann ein effektiver und natürlicher Weg sein, die Darmgesundheit nachhaltig zu verbessern. Sie bieten nicht nur nützliche Mikroorganismen, sondern auch eine Vielzahl von Vitaminen, Mineralstoffen und anderen gesundheitsfördernden Bioaktivstoffen. Der Schlüssel liegt in der Vielfalt und Regelmäßigkeit: Je vielfältiger die probiotischen Quellen, desto vielfältiger auch das Mikrobiom und desto stabiler die Darmflora.

Zusammenfassend lässt sich sagen, dass fermentierte Lebensmittel ein bedeutendes Potenzial für die Förderung von Verdauung und allgemeiner Gesundheit haben. Sie sind eine einfache und schmackhafte Möglichkeit, das Mikrobiom zu unterstützen, das Immunsystem zu stärken und das Wohlbefinden zu steigern. Der regelmäßige Konsum dieser Lebensmittel sollte daher ein fester Bestandteil einer ausgewogenen und darmfreundlichen Ernährung sein.

Kräuter und Gewürze: Natürliche Helfer für eine verbesserte Verdauung

In der Welt der natürlichen Verdauungshilfen spielen Kräuter und Gewürze eine bedeutende Rolle. Diese natürlichen Helfer sind nicht nur in unseren Küchen zu finden, sondern auch in der traditionellen Heilmedizin, wo sie seit Jahrtausenden ihren Platz haben. Ihre positiven Effekte auf die Verdauung sind gut dokumentiert und werden durch moderne Forschung zunehmend bestätigt. In diesem Unterkapitel werden wir uns eingehend mit einigen der wirksamsten Kräuter und Gewürze befassen, die Ihre Verdauung unterstützen und verbessern können.

Ingwer: Der Alleskönner für den Magen

Ingwer (Zingiber officinale) ist wohl einer der bekanntesten natürlichen Helfer bei Verdauungsbeschwerden. Studien haben gezeigt, dass Ingwer Schmerzen und Entzündungen lindern und zudem eine beruhigende Wirkung auf den Magen-Darm-Trakt haben kann. Ein häufig zitierter Nutzen des Ingwers ist seine Fähigkeit, die Magenbeweglichkeit zu verbessern. Laut einer Studie des „Journal of Gastroenterology" aus dem Jahr 2008 kann Ingwer die Magenentleerung um bis zu 50 % beschleunigen, was ihn besonders bei Übelkeit und Erbrechen nützlich macht.

Pfefferminze: Beruhigung für den Darm

Pfefferminze (Mentha piperita) wird traditionell zur Linderung von Verdauungsstörungen genutzt. Ihre ätherischen Öle, insbesondere Menthol, wirken entspannend auf die Muskeln des Magen-Darm-Trakts. Dies kann helfen, Krämpfe und Blähungen zu reduzieren. Eine Studie, die im „British Medical Journal" veröffentlicht wurde, fand heraus, dass Pfefferminzöl eine effektive Behandlung bei Reizdarmsyndrom (IBS) ist. Die Teilnehmer berichteten über eine signifikante Verringerung ihrer Symptome, einschließlich Bauchschmerzen und Blähungen.

Kümmel: Ein altbewährtes Mittel

Kümmel (Carum carvi) ist seit Jahrhunderten ein bewährtes Mittel gegen Magenbeschwerden. Er enthält Carvacrol und Carveol, die helfen können, die Produktion von Verdauungssäften zu erhöhen und so die Verdauung zu fördern. Laut einem Artikel im „Journal of Ethnopharmacology" können Kümmelsamen eine wirksame Behandlung gegen Blähungen und Völlegefühl darstellen.

Fenchel: Wohltuende Wirkung auf den ganzen Verdauungstrakt

Fenchel (Foeniculum vulgare) wird oft als Tee konsumiert und ist bekannt für seine krampflösende und anti-blähende Wirkung. Die wissenschaftliche Grundlage dafür liefert eine Untersuchung aus dem „Journal of Food Sciences", die bestätigt, dass Fenchelöl die glatte Muskulatur entspannt und die Peristaltik, d.h. die wellenförmige Bewegung des Darms, fördert. Fenchel kann so bei Blähungen, Krämpfen und Verdauungsstörungen helfen.

Koriander: Unterstützung für die Verdauungsenzyme

Koriander (Coriandrum sativum) ist nicht nur ein beliebtes Gewürz, sondern auch ein hervorragendes Verdauungsmittel. Es fördert die Produktion von Verdauungsenzymen und Magensäure, was die Verdauung und Aufnahme von Nährstoffen verbessert. Laut einer Studie im „Journal of

Digestive Diseases and Sciences“ kann der regelmäßige Verzehr von Koriander Verdauungsproblemen wie Reizdarmsyndrom und Verdauungsstörungen entgegenwirken.

Anis: Hilfe bei Blähungen und Krämpfen

Anis (Pimpinella anisum) wird traditionell zur Linderung von Blähungen und Verdauungskrämpfen verwendet. Sein ätherisches Öl enthält Anethol, das der Magen-Darm-Muskulatur hilft, sich zu entspannen. Eine Studie aus dem „Journal of Traditional and Complementary Medicine“ hat gezeigt, dass Anisöl effektiv bei der Reduktion von Blähungen und Schmerzen ist.

Zusammenfassend lässt sich sagen, dass Kräuter und Gewürze kraftvolle natürliche Helfer für eine gesunde Verdauung sind. Ihr Potenzial, Verdauungsbeschwerden zu lindern, ist beeindruckend und wird durch wissenschaftliche Studien untermauert. Integrieren Sie diese natürlichen Hilfsmittel in Ihre tägliche Ernährung, um Ihre Verdauung auf natürliche Weise zu unterstützen und zu fördern.

Ballaststoffreiche Ernährung: Die Grundlagen einer gesunden Verdauung

Eine ballaststoffreiche Ernährung bildet das Fundament für eine gesunde Verdauung und spielt eine Schlüsselrolle in der Prävention sowie Behandlung zahlreicher gastrointestinaler Beschwerden. In der modernen Ernährung, die oft von stark verarbeiteten und ballaststoffarmen Nahrungsmitteln geprägt ist, wird die Aufnahme von ausreichend Ballaststoffen jedoch häufig vernachlässigt. Dies kann weitreichende Folgen für die Darmgesundheit und das allgemeine Wohlbefinden haben.

Ballaststoffe sind unverdauliche pflanzliche Bestandteile, die in zwei Hauptgruppen unterteilt werden: lösliche und unlösliche Ballaststoffe. Beide Typen unterstützen die Verdauung auf unterschiedliche Weise und ergänzen sich in ihrer Wirkung. Lösliche Ballaststoffe, die in Lebensmitteln wie Hafer, Äpfeln und Zitrusfrüchten vorkommen, binden Wasser und bilden eine gelartige Substanz. Diese Verlangsamung der Verdauung hilft dabei, den Blutzuckerspiegel zu regulieren und kann zur Senkung des Cholesterinspiegels beitragen. *„Lösliche Ballaststoffe haben das Potenzial, die Glykämie zu verbessern und das Risiko für Herz-Kreislauf-*

Erkrankungen zu senken", erklärt Dr. Jane Robertson, Ernährungswissenschaftlerin an der University of Edinburgh.

Unlösliche Ballaststoffe, die in Vollkornprodukten, Nüssen, Samen und Gemüsesorten wie Karotten und Sellerie zu finden sind, erhöhen das Stuhlvolumen und fördern die Darmperistaltik. Dadurch wird die Passage von Nahrung und Abfallstoffen durch den Darm beschleunigt, was Verstopfung vorbeugt und die allgemeine Darmfunktion verbessert. *„Eine ausreichende Zufuhr an unlöslichen Ballaststoffen ist entscheidend für die Prävention von Divertikulitis und anderen Darmkrankheiten"*, betont Dr. Mark Thompson, Gastroenterologe am King's College Hospital.

Eine abwechslungsreiche, ballaststoffreiche Ernährung beinhaltet sowohl lösliche als auch unlösliche Ballaststoffe, um eine optimale Darmgesundheit zu gewährleisten. Die Deutsche Gesellschaft für Ernährung (DGE) empfiehlt eine tägliche Aufnahme von 30 Gramm Ballaststoffen, die durch eine ausgewogene Kombination von Vollkornprodukten, Hülsenfrüchten, Obst, Gemüse und Nüssen erreicht werden kann. Es ist jedoch wichtig, die Ballaststoffzufuhr schrittweise zu erhöhen und ausreichend Wasser zu trinken, um Verdauungsproblemen wie Blähungen und Bauchkrämpfen vorzubeugen.

Flohsamenschalen stellen eine hervorragende Quelle für lösliche Ballaststoffe dar und sind somit ein wertvolles Ergänzungsmittel in einer ballaststoffreichen Diät. Ihre Fähigkeit, Wasser zu binden und eine gelartige Substanz zu bilden, unterstützt nicht nur die Darmgesundheit, sondern trägt auch zu einem länger anhaltenden Sättigungsgefühl bei, was sich positiv auf das Körpergewicht auswirken kann. Darüber hinaus fördern Flohsamenschalen das Wachstum nützlicher Darmbakterien, indem sie als präbiotischer Nährstoff dienen.

Neben Flohsamenschalen gibt es eine Vielzahl weiterer Lebensmittel, die den Ballaststoffbedarf auf natürliche Weise decken. Beispielsweise sind Chiasamen und Leinsamen ebenfalls reich an löslichen Ballaststoffen und bieten darüber hinaus Omega-3-Fettsäuren, die entzündungshemmende Eigenschaften besitzen. Hülsenfrüchte wie Linsen, Kichererbsen und Bohnen sind nicht nur ballaststoffreich, sondern liefern auch pflanzliche Proteine und wertvolle Mineralstoffe wie Eisen und Magnesium.

Obwohl Obst und Gemüse allgemein als gesund gelten, variieren ihr Ballaststoffgehalt und ihre gesundheitlichen Vorteile deutlich. Beeren, vor allem Himbeeren und Brombeeren, sind ballaststoffreiche Obstsorten und enthalten außerdem Antioxidantien, die vor Zellschäden schützen. Unter den Gemüsesorten bieten insbesondere Kohlgemüse, wie Brokkoli und Rosenkohl, eine hohe Ballaststoffmenge und zusätzlich sekundäre Pflanzenstoffe, die das Risiko für chronische Erkrankungen reduzieren können.

Indem Sie Ihre Ernährung bewusst um ballaststoffreiche Lebensmittel ergänzen und sowohl lösliche als auch unlösliche Ballaststoffe in Ihren Speiseplan integrieren, schaffen Sie die Grundlage für eine gesunde Verdauung und ein allgemein besseres Wohlbefinden. Studien haben gezeigt, dass eine ballaststoffreiche Ernährung nicht nur Darmkrankheiten vorbeugt, sondern auch zur Senkung des Blutzucker- und Cholesterinspiegels, zur Gewichtsregulation und zur Reduktion des Risikos für Herz-Kreislauf-Erkrankungen beiträgt.

Zusammengefasst ist eine ballaststoffreiche Ernährung ein unverzichtbarer Bestandteil einer gesunden Verdauung und allgemeinen Gesundheit. Durch eine ausgewogene Kombination von Vollkornprodukten, frischem Obst, Gemüse, Hülsenfrüchten und Samen können Sie Ihren Ballaststoffbedarf problemlos decken und von den vielfältigen gesundheitlichen Vorteilen profitieren. Ihre Darmflora wird es

Ihnen danken - und Ihre allgemeine Lebensqualität könnte sich merklich verbessern.

www.ingramcontent.com/pod-product-compliance
Lightning Source LLC
LaVergne TN
LVHW091155150826
845672LV00005B/1161

* 9 7 8 3 3 8 4 3 1 0 7 0 5 *